Mathias Maurer, Karin Michael, Tomáš Zdražil (Hrsg.)
Wege zu einer nachhaltigen Gesundheit

Mathias Maurer, Karin Michael, Tomáš Zdražil (Hrsg.)

Wege zu einer nachhaltigen Gesundheit

Wenn Medizin und Pädagogik voneinander lernen

Verlag am Goetheanum

von Tessin-Zentrum
FÜR GESUNDHEIT & PÄDAGOGIK

Der Verlag am Goetheanum im Internet:
www.goetheanum-verlag.ch

Einbandgestaltung von Wolfram Schildt, Berlin

Fotos: Charlotte Fischer
Layout & Herstellung: Mathias Maurer
Druck und Bindung: Majuskel Medienproduktion, Wetzlar

ISBN 978-3-7235-1703-1

Inhalt

Franz-Stephan v. Gronau: *„... mit immer frischeren, gesundenden Kräften"*
Grußwort der Dr. Ingeborg von Tessin und Marion von Tessin Stiftung 8

Philipp Reubke: Wo drückt der Schuh?
Grußwort der Pädagogischen Sektion am Goetheanum 10

Friederike Gläsener / Eva Wörner: Lernen und gesunde Entwicklung gehen Hand in Hand
Grußwort des Bundes der Freien Waldorfschulen 14

Birgit Krohmer: Gesundheit ganzheitlich sehen
Grußwort der Vereinigung der Waldorfkindergärten 16

Matthias Jeuken: Mehr als ein Sahnehäubchen
Grußwort der Freien Hochschule Stuttgart 20

Bernd Ruf: Gesundheit durch Erziehung
Grußwort der Freunde der Erziehungskunst Rudolf Steiners 23

Bart Vanmechelen: Einen innovativen Impuls begleiten
Grußwort des Anthroposophic Council for Inclusive Social Development 26

Karin Michael / Tomáš Zdražil: Ideen und Impulse. Das von Tessin-Zentrum für Gesundheit und Pädagogik 30

Georg Soldner: Lebensstilwende 38

Till Reckert: Wie entsteht Gesundheit im Pädagogischen? 44

Melanie Reveriego: An Hindernissen wachsen 49

Ann-Katrin Schulzen: Das Selbstgestaltungspotenzial wecken. Gedanken zur Schulsozialarbeit 55

Britta Buchholz: Die Lehrergesundheit im Blick 62

Michaela Glöckler: Eugen Kolisko –
Pionier für den Paradigmenwechsel im Bildungswesen 65

Claudia Oberle und Andreas Oberle: Pfeiler der kindlichen
Entwicklung 73

Karin Michael: Wärme und Hülle für eine gesunde Entwicklung 82

Heiner Barz: Ansteckende Gesundheit 89

„100 Prozent keimfähig!" – Im Gespräch mit dem Gartenbaulehrer
Andreas Höyng über Wachstumsbedingungen *(Mathias Maurer)* 95

Edwin Hübner: Leibwerden im Zeitalter des Metaversums 102

Rainer Patzlaff: Sprache, die Gesundheit bewirkt 110

Jan Vagedes: Lessons learned.
Auswirkungen der COVID-19-Pandemie auf die psychische
Gesundheit von Kindern und Jugendlichen an Waldorfschulen 118

Friedrich Edelhäuser: Der Leib als Ausgangspunkt 126

Mathias Maurer: Was heilt im Sozialen? 132

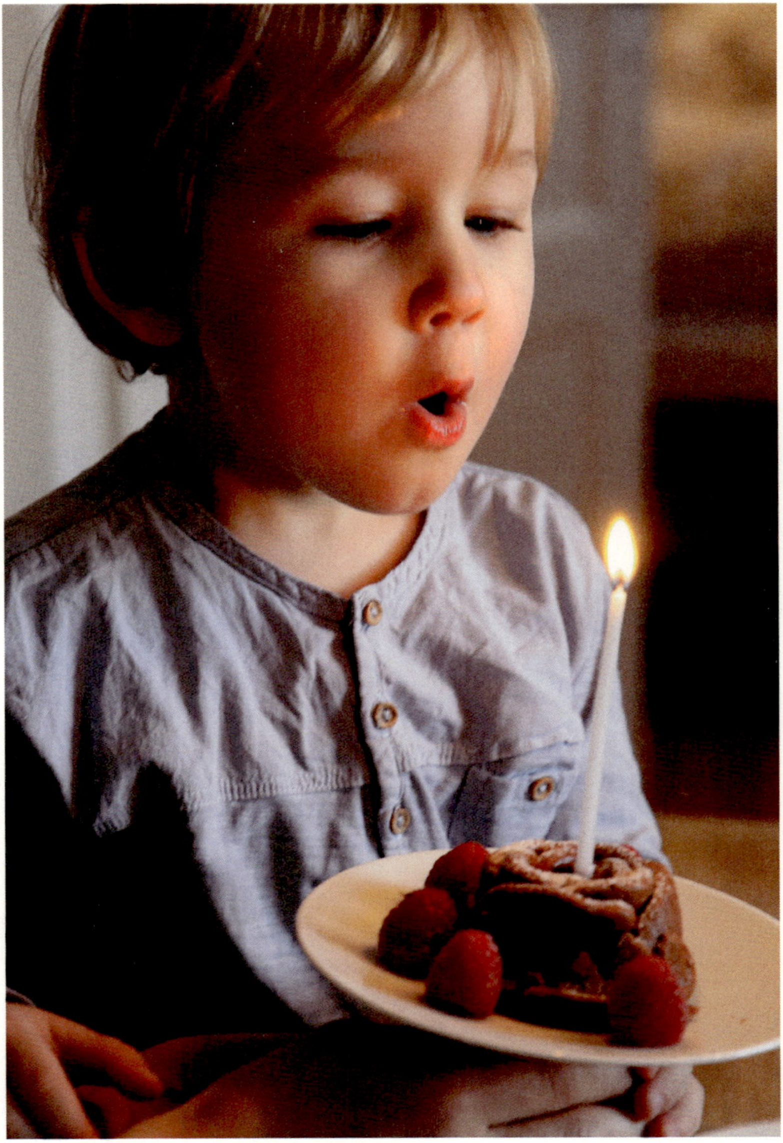

„… mit immer frischeren, gesundenden Kräften“

Sehr geehrte Damen und Herren,

vor über 100 Jahren wurde mit der Freien Waldorfschule Uhlandshöhe die erste Waldorfschule weltweit gegründet. Marion von Tessin, eine der Begründerinnen der Dr. Ingeborg von Tessin und Marion von Tessin-Stiftung, war dort, wie auch ihre Schwestern, Schülerin. Sie selbst blickte sehr positiv auf diese Zeit zurück. Ein Tagebucheintrag von ihr beschreibt die Waldorfschule als geistige Heimat und Retterin, in der sie leuchtende Herzenswärme umgab, in der sie ihre eingeengte Seele ganz ausbreiten durfte. Die förderlichen Entwicklungen spiegelten sich auch in einem ihrer Schulzeugnisse wieder: „*… an Stelle von nervöser Unsicherheit ist fröhliche, fleißige Mitarbeit getreten – auch in den neu erschlossenen Gebieten! – mit immer frischeren, gesundenden Kräften.*“

Seit den Schultagen von Marion von Tessin und ihrer Schwester Ingeborg hat sich das gesellschaftliche Leben deutlich geändert und für viele Kinder und Jugendliche waren und sind die Umstände beschwerlich und oftmals nicht förderlich. Die Corona-Krise hat diese Problematik nochmals potenziert. Sowohl die physische wie auch die psychische Gesundheit bleibt im Alltag oft auf der Strecke, die Entwicklung von eigenständigen, selbstbewussten und mündigen Persönlichkeiten wird zu wenig gefördert. Dadurch entstehenden Entwicklungsdefiziten kann im normalen Unterricht nur eingeschränkt entgegengewirkt werden.

Wir freuen uns deshalb sehr, dass Herr Prof. Zdražil mit der Idee eines von Tessin-Zentrums für Gesundheit und Pädagogik auf uns zu kam. Den Ansatz, dass Pädagogen und Kinderärzte im Zentrum gemeinsam auf die Nöte von Kindern schauen, fachübergreifende Konzepte entwickeln und Wege aufzeigen, wie Schule zur Gesundung unserer Kinder und Jugendlichen von heute, der Zukunft von morgen, beitragen kann, begrüßen wir sehr. Die Unterstützung dieser Idee kommt von Herzen – auch der unserer Stifterinnen.

Wir wünschen Herrn Prof. Zdražil sowie allen Mitarbeitern und Freunden des von Tessin-Zentrums eine glückliche Hand, dem Zentrum eine gute Entwicklung und uns allen, dass dort vielfältige gesundheitsfördernde Aktivitäten entwickelt werden – damit noch in vielen Schulzeugnissen stehen möge, dass die Kinder „immer frischere, gesundere Kräfte" entwickelt haben.

Dr. Franz-Stephan v. Gronau
Dr. Ingeborg von Tessin und Marion von Tessin Stiftung

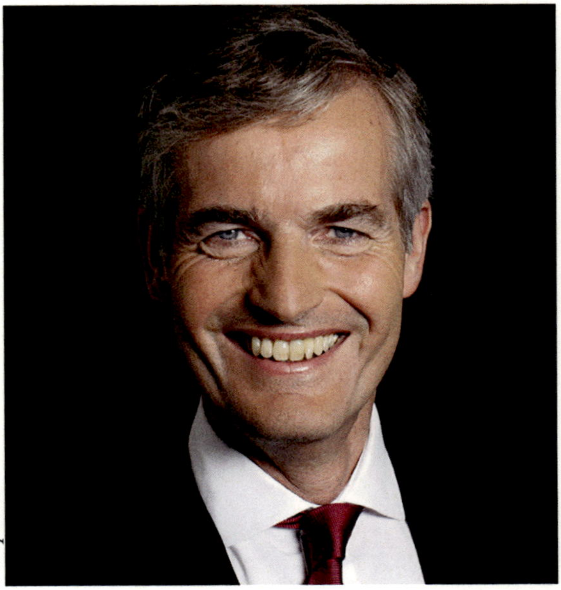

Foto privat

Wo drückt der Schuh?

Es gab in letzter Zeit kaum andere Themen, die das Privatleben, die Medien, die Wissenschaft und die Politik mehr beschäftigt hätten als „Gesundheit und Krankheit“. Wenn auch in den verschiedenen Ländern und Wissenschaftszweigen nicht immer Einigkeit herrschte, wie optimale Gesundheitsvorsorge auszusehen habe, wenn auch das Gesundheitswesen in einigen Ländern sich über fehlende Mittel beklagen musste, so war doch offensichtlich, dass überall immense Anstrengungen unternommen wurden, um Gesundheit zu erhalten und Leben zu retten.

Gleichzeitig drohte in Vergessenheit zu geraten, dass Erziehung im Elternhaus, in Kindergarten und Schule einen wichtigen Beitrag zur gesunden Entwicklung von Kindern leisten. Während der Pandemie wurde die Priorität vor allen Dingen in medizinischen Schutzmaßnahmen gesehen, deren Durchsetzung eine strukturierte, gut durchdachte Erziehung zeitweise verhinderte. Mit zum Teil gravierenden Folgen: „Der Verlust eines strukturierten Alltags durch die Schließung der Kindergärten und Schulen, fehlende Sozialkontakte zu Gleichaltrigen, Fehlernährung, Bewegungsmangel und erhöhter Medienkonsum sind für die Heranwachsenden mit einem erheblichen gesundheitlichen Risiko verbunden“ (Schrappe et al. 2021, S. 100).

Aber nicht nur ein fehlender oder gestörter Schulbetrieb wirkt gesundheitsschädigend, auch Schule selbst kann krank machen, was in der Forschung immer wieder betont wird: „Schule selbst wirkt auch nicht immer gesundheitsfördernd, sondern kann zu einem weiteren Risikofaktor für die Gesundheit der Schülerinnen und Schüler werden“ (Paulus 2008, S. 9). Auch die Lehrpersonen weisen im Vergleich von 67 Berufsgruppen das höchste Risiko für psychosomatische Beschwerden auf (Hasselhorn & Nübling 2004).

In diesem Kontext scheint es heute wichtiger denn je, den Beitrag der Erziehung zur Gesundheit deutlich zu machen und darüber hinaus Forschungen durchzuführen und Forschungsergebnisse möglichst breit bei

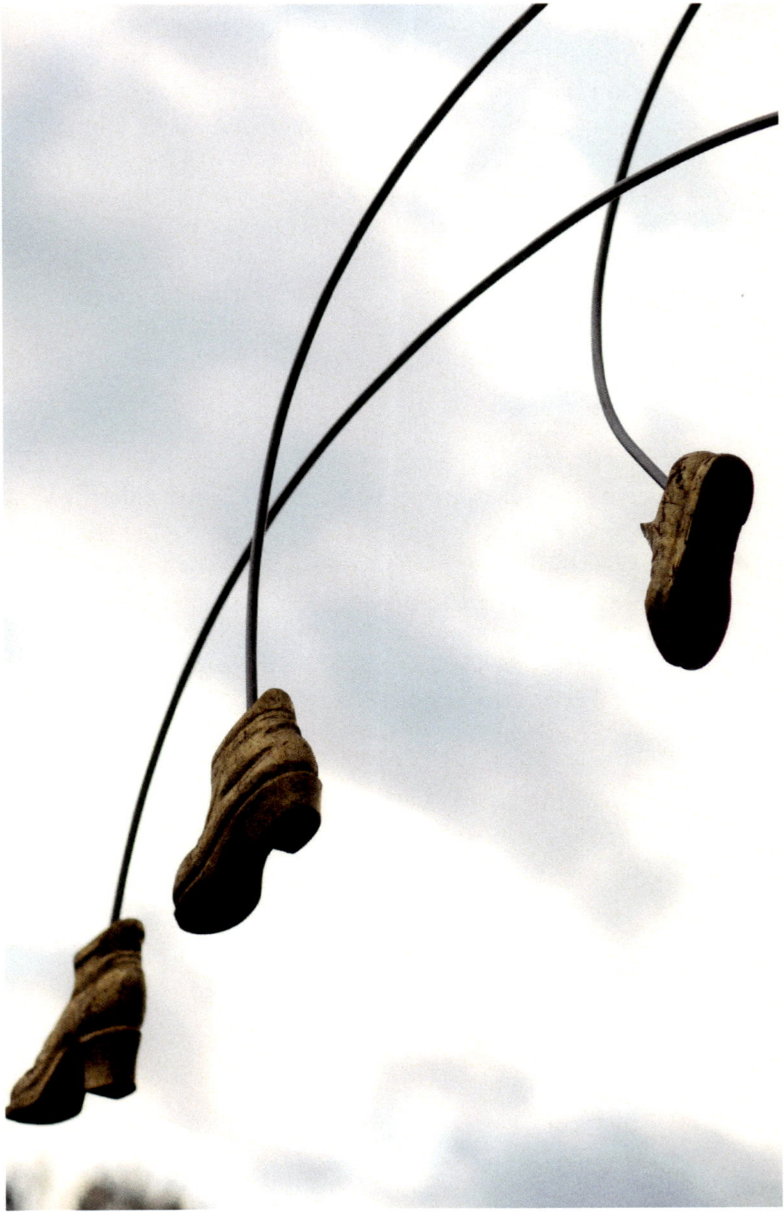

Eltern und Pädagogen bekannt zu machen, die zeigen, welche Methoden und welche Form von Schule auf Kinder und Pädagoginnen und Pädagogen gesundend wirkt. Die Gründung des von Tessin-Zentrums für Gesundheit und Pädagogik ist also eine sehr gute Nachricht für alle, die nicht vergessen haben, dass ohne nachhaltige physische und psychische Gesundheit auch die größten Lernerfolge für das Individuum und für die Gesellschaft nicht fruchtbar werden können.
Erziehung als Beitrag zur gesunden Entwicklung war auch für Rudolf Steiner die zentrale Idee: „Man hat es in der Erziehung fortwährend mit einem Ausleben der feineren Neigungen zur Gesundung und zur Krankheit zu tun" (Steiner 1987, S. 96). Prägnant formulierte es im Jahre 1912 auch einer der Gründer des Genfer Jean-Jacques-Rousseau-Instituts für Entwicklungspsychologie, Edouard Claparède: Normalerweise achte man doch bei Kinderschuhen, ob sie nicht zu eng seien. Ob Unterrichtsmethoden den Kindern weh tun würden, darüber mache man sich aber viel zu wenig Gedanken: „Man bringt eben für den Geist unserer Kinder nicht dieselbe Aufmerksamkeit auf, wie für ihre Füße" (Campus N° 90).
Welche Erziehungsbedingungen schnüren weder Geist noch Körper ein, sondern ermöglichen eine möglichst dynamische gesunde Entwicklung? Möge das neue Forschungsinstitut Mittel, Wege und Partner finden, weiter an dieser für die zukünftige Kultur wichtigen Frage zu arbeiten.
Die Mitarbeiter der Pädagogischen Sektion am Goetheanum freuen sich sehr über den Beginn der Arbeit des von Tessin-Zentrums und wünschen gutes Gelingen beim Anpacken dieses für die Zukunft wichtigen Anliegens.

Für die Pädagogische Sektion am Goetheanum in Dornach
Philipp Reubke

Zum Autor:
Philipp Reubke, Studium der Germanistik und Philosophie. Erzieherausbildung. Von 1989 bis 2017 Waldorflehrer und -erzieher in Frankreich. Seit 2021 in der Leitung der Pädagogischen Sektion am Goetheanum

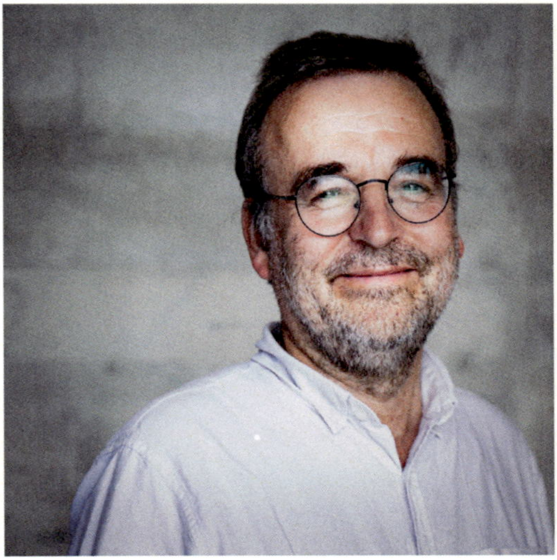
Foto Goetheanum

Literatur:
Campus N° 90. – Le magazine scientifique de l'université de Genève. – https://www.unige.ch/campus/numeros/90/tetechercheuse/
H. M. Hasselhorn, M. Nübling (2004): Arbeitsbedingte psychische Erschöpfung bei Erwerbstätigen in Deutschland. In: Arbeitsmedizin, Sozialmedizin, Umweltmedizin, 39
P. Paulus(2008): Referenzrahmen schulischer Gesundheitsförderung. Lüneburg
M. Schrappe et al. (2021): Die Pandemie durch SARS-CoV-2/CoViD-19. Thesenpapier N°8: Pandemie als komplexes System. Köln
R. Steiner (1987): Die gesunde Entwicklung des Menschenwesens. GA 303, Dornach

Lernen und gesunde Entwicklung gehen Hand in Hand

Die Corona-Pandemie hat eine zuvor in der Bildungspolitik oft verkannte Tatsache offenbart: Schulen sind kein reiner Ort der Wissensvermittlung. Glaubte man den Fürsprechern des digitalgestützten Lernens, so kann Wissen, individuell dem jeweiligen Lernstand und Entwicklungsfortschritt angepasst, durch (möglicherweise bald virtuelles) Personal und KI-optimiert an jede Schülerin und jeden Schüler leistungsmaximierend herangebracht werden. Wäre dem so, hätten die Schulschließungen – nach anfänglichen Schwierigkeiten und der digitalen Aufholjagd – kaum nachteilige Auswirkungen gezeigt: Die Schülerinnen und Schüler bekamen ihren Lernstoff in die Cloud oder auch per Post, saßen vor dem Bildschirm oder an Lern-Apps und konnten sich entsprechendes Wissen aneignen.

Waldorf- und sicherlich viele andere Pädagoginnen und Pädagogen sahen jedoch das voraus, was schließlich eingetroffen ist: Kinder und Jugendliche sind vermehrt seelisch und psychisch krank, sie finden nur schwer in den Schulalltag zurück, es sind Lernrückstände zu verzeichnen, herausfordernde soziale Situationen in den Klassen und auf dem Schulhof treten häufiger auf als vor der Pandemie. Denn: Schule ist vor allem als Ort des sozialen Miteinanders unabdingbar für die gesunde Entwicklung des jungen Menschen!

Diese Funktion erfüllt Schule jedoch nicht ohne Weiteres aus sich heraus. Ein immer genaueres Wissen um die Verbindung zwischen Gesundheit und Lernen, mithin ein Schulterschluss zwischen (Präventiv-) Medizin und Pädagogik ist wünschenswert, damit Schule salutogenetisch wirksam werden kann. Das von Tessin-Zentrum für Gesundheit und Pädagogik an der Freien Hochschule in Stuttgart wird daher für die Pädagoginnen und Pädagogen an Waldorf-Kindergärten und -Schulen eine wichtige Ergänzung in der Aus- und Weiterbildungslandschaft sein. Wir freuen uns sehr über die Vernetzungsmöglichkeit bestehender Initiativen an diesem Ort und wünschen dem Team eine gelingende Forschungsarbeit, eingebettet in die bestehende waldorfpädagogische Ausbildungslandschaft und im stetigen Austausch. Das von uns mitgetragene Ziel des Zentrums kann nur Erweiterung und Vertiefung, nicht eine Neudefinition von Waldorfpädagogik sein. Denn es ist – unabhängig von der aktuellen Sondersituation – wichtig, dass Pädagogen und Pädagoginnen bei ihrer vielfältigen Arbeit durch einen interdisziplinären Austausch und ein multiprofessionelles Team unterstützt werden. Für diese anspruchsvolle Forschungs- und Dokumentationsarbeit an einer waldorfpädagogischen Hochschule wünschen wir viel Erfolg und eine breite Anerkennung im erziehungswissenschaftlichen Kontext. Mögen zahlreiche Studierende und pädagogisch Tätige hier inspiriert werden mit wertvollen Ansätzen zur Gestaltung einer die Gesundheit fördernden Arbeit mit jungen Menschen.

Für den Bund der Freien Waldorfschulen
Friederike Gläsener und Eva Wörner

Zu den Autorinnen: Friederike Gläsener (links) und Eva Wörner (rechts) sind Vorstandsmitglieder des Bundes der Freien Waldorfschulen

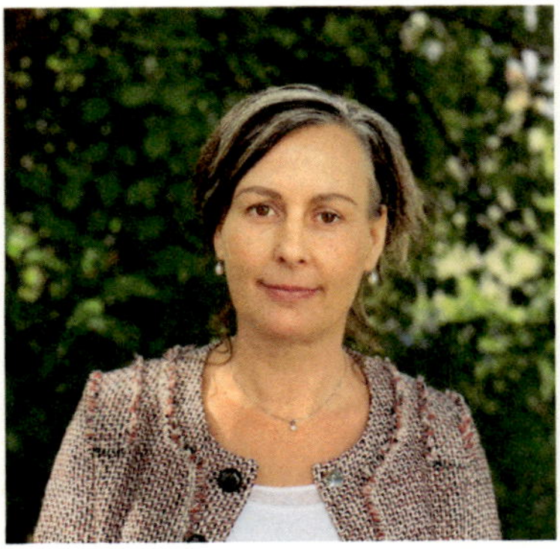

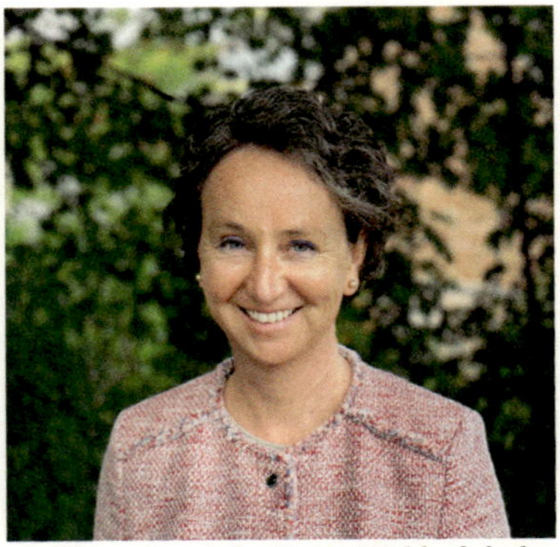

Fotos: Bund der Freien Waldorfschulen

Gesundheit ganzheitlich sehen

Das von Tessin-Zentrum für Gesundheit und Pädagogik soll nachhaltig helfen, die Gesundheit von Kindern und Jugendlichen zu stärken. Dies ist ja auch ein gemeinsames Anliegen der Vereinigung der Waldorfkindergärten und von allen, die Begleiter in der Kindheit aus dem medizinisch-therapeutischen Bereich sind. In gewisser Weise ist dies der Grund dafür, dass es überhaupt Waldorfpädagogik gibt. Umso mehr freuen wir uns über einen Studienort mit diesem jeglicher waldorfpädagogischer Arbeit zugrunde liegenden Impuls.

Die Waldorfpädagogik, aufbauend auf den Grundlagen der anthroposophischen Menschenkunde, ist eine ganzheitliche Pädagogik von der Geburt bis zur Mündigkeit. Ein besonderes Merkmal ist der sich mit den gesetzmäßigen Entwicklungsschritten des Kindes ändernde Erziehungsauftrag, der sich in einem Rhythmus von „Jahrsiebten“ und deren Drittelung stetig wandelt.
Im ersten Jahrsiebt obliegt uns die Gestaltung der bestmöglichen Umgebung, was sich auf Leib, Seele und Geist bezieht. Dies zeigt sich in der Begegnung mit der Natur und den Elementen, der Qualität der Nahrung, den Räumen zum Aufenthalt, dem Spielmaterial, aber ebenso in der pädagogischen Gesinnung, der seelischen Souveränität und den persönlichen Werten der Vorbilder. Aus der Sicht der kleinen Kinder gehören auch Jugendliche zu den „Großen“ und können als Vorbilder gewählt werden, neben den Hauptvorbildern, den Eltern, Familienangehörigen und Nachbarn oder sonstigen Bezugspersonen. Umgebung ist somit eine gesellschaftliche, nicht nur an Berufspädagogen in der Arbeitszeit zu delegierende Aufgabe. Insofern kann vielleicht auch die Vorbereitung auf Sozialpraktika und das spätere Elternsein als Unterrichtsfach in der Oberstufe und das Ausbilden dafür hier einen berechtigten Platz finden.
Das Erleben des Jahreslaufes in Reigen, Puppenspielen, Märchen, Liedern in Quintenstimmung oder Berührungs- und Handgestenspielen

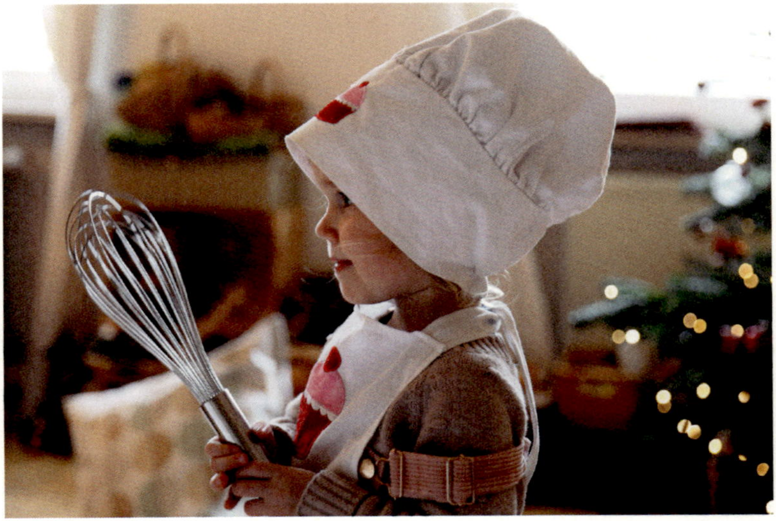

und der Eurythmie im Kindergarten sind pädagogische Elemente, die den Kindern angeboten und nach freier Wahl eines jeden Kindes nachahmend aufgegriffen werden können. Das tätige Vorbild bei der Zubereitung der Mahlzeiten oder der Gestaltung des Gartens und der Pflege von Kindern, der Spielmaterialien und den Festen bietet vielfältige Anregungen für die nachahmenden Kinder.
Die Wahrnehmung individueller Besonderheiten ist eine kontinuierliche Aufgabe der Pädagogen und sichert, dass Waldorfpädagogik immer „zeitgemäß" am konkreten Kind ausgerichtet ist. Diese entsteht aus menschenkundlichem Studium auf der Basis der Anthroposophie unter Einbeziehung des derzeitigen Forschungsstandes; unabdingbar ist dabei der Erwachsene, der sich mit den Fragen, die vom individuellen Kind an ihn gestellt werden, verbindet. Waldorfpädagogik realisiert sich immer erst in der konkreten Begegnung. Der gemeinsame Blick auf ein Kind im Kollegium, regelmäßige Gespräche mit den Eltern, vielleicht auch eine Beratung durch Kindergartenärztinnen und Therapeutinnen, bilden im Miteinander eine Gemeinschaft um das Kind. Die multiprofessionellen Kollegien und die interdisziplinäre Zusammenarbeit laden

zu vielfältigen Perspektivwechseln ein und erweitern die Kenntnisse der Erwachsenen.

Um gute Voraussetzungen für die Kinder im ersten Jahrsiebt zu ermöglichen, gibt es mehrere Aufgaben:

Orte zu schaffen für eine gemeinsame Arbeit mit den Eltern und der Eltern untereinander, unabhängig davon, ob oder welche Bildungseinrichtung besucht wird. Gerade durch die Flut an Informationen braucht es Gespräche und Menschen des Vertrauens, um den eigenen Weg als Eltern so zu finden, dass daraus Verlässlichkeit und Geborgenheit für das Kind erlebbar werden kann. Junge Eltern sind in dieser Lebenszeit besonders offen und fragend und Medizin und Pädagogik liegen, je jünger die Kinder sind, umso näher beieinander – anfangs geht es ja einfach um ein gutes Gedeihen. Das Ergreifen des Leibes im ersten Jahrsiebt ist die Grundlage aller weiteren Entwicklungen für das ganze Leben.

Fundierte Aus- und Fortbildung für die Waldorfpädagoginnen, interdisziplinäre Zusammenarbeit vieler Berufsgruppen im Bereich der Frühförderung für Eltern-Kind-Gruppen, Leiterinnen, Tageseltern und den in Spielgruppen Tätigen. Netzwerke mit Hebammen und den Kinderärztinnen, also den frühen Begleitern der Eltern, noch vor den Kindertageseinrichtungen auch um den Eltern vor und nach der Geburt weitere Gesichtspunkte und Anlaufstellen oder Möglichkeiten der Hilfe aufzuzeigen.

So bietet dieses Zentrum als Alleinstellungsmerkmal in der Fortbildungslandschaft auch die Möglichkeit, die Gesundheit während der Kindheit im Entwicklungsverlauf ganzheitlich zu betrachten und bei den Absolventinnen, über Fortbildungsmöglichkeiten und die Homepage einen Ort der Begegnung aller tätigen Pädagogen zu ermöglichen. Hier liegen große Forschungspotentiale für die Anlage, Metamorphose und das bewusste Aufgreifen erwachender Fähigkeiten über das vollständige Entwicklungsalter. Aus dieser Gesundheitsforschung erhoffe ich, dass die vorherig aufgezählten Bedarfe immer wieder neu belebt und tiefer gegründet werden können.

Die Aufgaben sind groß, durch die aktuelle Zeitlage haben Eltern wieder mehr Betreuungszeiten übernommen. Es ist viel Flexibilität von allen pädagogisch Tätigen gefragt, um aus jeder Situation das Bestmögliche für die Verwirklichung des Rechtes auf Kindheit zu realisieren. So haben viele Familien das gemeinsame Kochen als verbindende Tätigkeit entdeckt, aber ebenso viele Kinder sind vor Bildschirmen geparkt worden oder haben der Not folgend ständig Eltern im Homeoffice vor Augen. Wir wünschen dem Zentrum und allen dort Tätigen ein fruchtbares, zukunftsweisendes Zusammenwirken für das in dieser Zeit so ganz besonders vulnerable Kindheits- und Jugendalter. Auch die Zusammenarbeit mit den Eltern in unserer vielfältigen Gesellschaft ist eine zunehmend wichtiger werdende Aufgabe für alle in Kindergarten, Schule oder in der Praxis Tätigen.

Für die Vereinigung der Waldorfkindergärten
Birgit Krohmer

Zur Autorin:
Birgit Krohmer ist Eurythmistin, Kindergärtnerin und Vorstandsmitglied der Vereinigung der Waldorfkindergärten

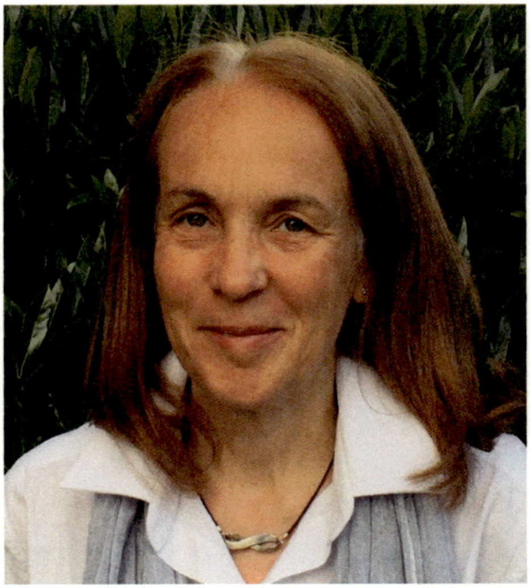

Foto privat

Mehr als ein Sahnehäubchen

Die Waldorfpädagogik hat sich nie nur als eine besondere Art der (Reform-) Pädagogik verstanden. Sie ist bekannt für ihren Anspruch, eine Lern- und Lebensumgebung für die Kinder und Jugendlichen schaffen zu wollen, die der individuellen und gesunden Entwicklung aller Aspekte des menschlichen Wesens zugutekommt.

Zur gesunden Entwicklung von Kindern und Jugendlichen gehört im waldorfpädagogischen Verständnis wesentlich mehr als Unterricht und Wissensvermittlung. Dabei sind die künstlerischen und praktischen Fächer, für die die Waldorfschulen bekannt sind, keineswegs nur fakultative Zugaben oder ein – von manchen vielleicht für überflüssig gehaltenes oder gar belächeltes – Sahnehäubchen obendrauf. Die vielfältigen kreativen und praktischen Tätigkeiten dienen nicht nur dazu, das ganze Spektrum der menschlichen Betätigungsmöglichkeiten anzusprechen. Das wäre ein sinnvoller Ansatz, aber doch immer nur ein additives Element. Die Waldorfpädagogik versteht die künstlerischen und praktischen Tätigkeiten dagegen inklusiv, im Sinne einer Erziehungskunst. Beispielsweise rät Rudolf Steiner den Lehrer*innen für Schüler*innen, denen es schwerfällt, Aufgaben z.B. im Rechnen zu erfassen, diesen nicht noch mehr Aufgaben „aufzubrummen", sondern sie stattdessen über körperliche Bewegung einen Zugang sowohl zum Rechnen als auch zum abstrakten Denken zu erleichtern (Steiner 1991, S. 126 f.). In diesem Sinne kann man die Waldorfpädagogik als erste Schulform betrachten, die bewusst ein „Embodiment Konzept" realisiert hat, indem sie die Bedeutung von Bewegung und Kreativität für die Entwicklung kognitiver Fähigkeiten erkannt und in pädagogische Konzepte überführt hat.

Zentral ist für die Waldorfpädagogik aber seit jeher auch das Wissen um den Zusammenhang von Pädagogik und Gesundheit. Das schließt alle denkbaren Aspekte der Schule wie die Architektur der Gebäude und die Schulhofgestaltung, die Pflege eines wertschätzenden Schulklimas, aber auch die Betreuung über den Unterricht hinaus, die Einrichtung von Freizeit-AGs und die Ermöglichung aktiver Schüler*innenmitge-

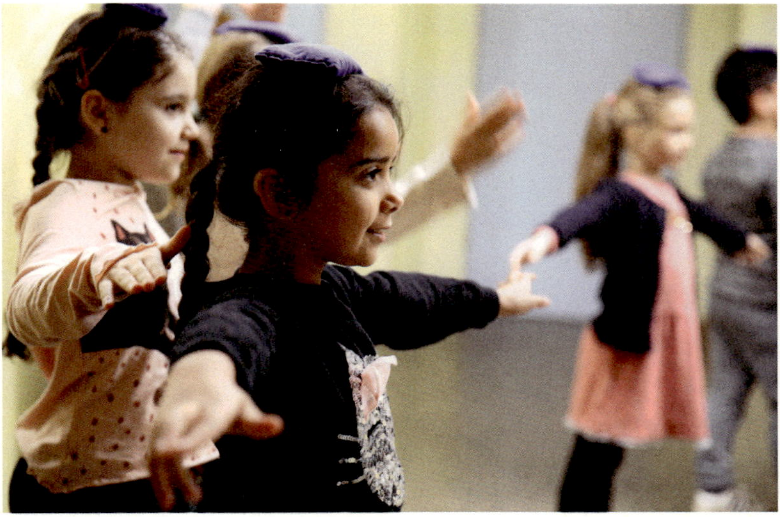

staltung und Elternmitwirkung ein. Es war aber auch bereits mit der Gründung der ersten Waldorfschule selbstverständlich, dass mit Dr. Eugen Kolisko ein Mediziner als Schularzt beschäftigt worden ist. Für das Schulganze sind dabei zwei Blickrichtungen besonders wichtig: Einerseits ist das die Frage, wie jedem individuellen Kind in seiner Entwicklung geholfen werden kann. Andererseits ist aber genauso wichtig die Frage: Wie schaffen wir es, dass unsere Pädagogik, der Stundenplan, die Schulorganisation, aber auch jede einzelne Stunde anregend und gesundend für die Schüler*innen wirken können? Welche Lebensbedingungen, Entwicklungs- und Lernumgebung benötigen die Kinder, die einzelnen Klassen, aber auch das Schulkollegium?
Diese Fragen sind in den letzten Jahrzehnten immer drängender geworden. Kinder und Jugendliche leiden verstärkt und zunehmend unter Bewegungsmangel, wir beobachten die Zunahme vieler Zivilisationskrankheiten wie Allergien, Diabetes und Übergewicht sowie von psychosomatischen und psychischen Erkrankungen bei Kindern und Jugendlichen. In den letzten Jahren stellt die zunehmenden Digitalisierung aller Bereiche unseres Lebens, aber vor allem auch der kindlichen Lebenswelten die Kindheit und Jugend vor völlig neue Herausfor-

derungen, besonders auch im sozialen Bereich. Hier stellt sich verstärkt die Frage, wie es gelingt, dass wir Menschen tätiger Teil der Welt bleiben – und nicht nur zu Zuschauern und Programmbedienern werden. Für die Freie Hochschule Stuttgart sind diese Fragen schon immer wichtige Schwerpunkte der Forschung und Lehre. Das dokumentiert die Berufung von Prof. Dr. Tomáš Zdražil als Professor für schulische Gesundheitsförderung (2016) und die Gründung des von Tessin Lehrstuhls für Medienpädagogik (2018) unter der Leitung von Prof. Dr. Edwin Hübner. Einerseits stellt die Gründung des von Tessin-Zentrums für Schule und Gesundheit eine konsequente Fortsetzung unserer Intentionen dar und die Freie Hochschule schätzt sich sehr glücklich, das neue Zentrum an der Hochschule etablieren zu können. Andererseits gebührt den Verantwortlichen der von Tessin Stiftung, aber auch den Initiatoren des Zentrums unser großer Dank für ihre Initiative, ihren Mut und ihre Gestaltungskraft. Nur wenn sich zur rechten Zeit alle Kräfte bündeln, kann ein solches Projekt gelingen und in eine fruchtbare Arbeit für die Kinder und Jugendlichen und die Pädagogik der Zukunft münden. Das Hochschulkollegium freut sich auf die Zusammenarbeit mit den Kolleginnen und Kollegen im Zentrum und die vielen Kontakte, die darauf aufgebaut werden können. Besonders erfreulich finden wir, dass das Zentrum versuchen wird, über die noch immer kleine Waldorfwelt hinaus Ansprechpartner für alle Interessierten und Projektpartner zu werden.

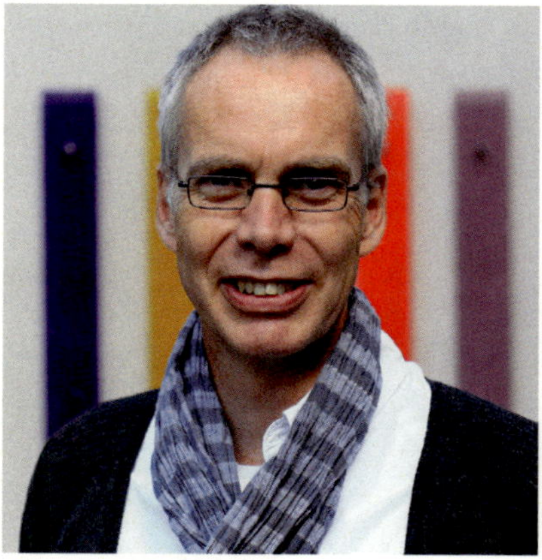

Foto Freie Hochschule Stuttgart

Für die Freie Hochschule Stuttgart
– Seminar für Waldorfpädagogik
Matthias Jeuken

Zum Autor: Matthias Jeuken ist Professor für Eurythmiepädagogik an der Freien Hochschule Stuttgart

Literatur:

R. Steiner (1991): Die geistig-seelischen Grundkräfte der Erziehungskunst.

Gesundheit durch Erziehung

Täglich erleben Kinder und Jugendliche auch in Deutschland Misshandlungen und Gewalterfahrung, Missbrauch und Verwahrlosung. Über die Medien werden sie täglich mit Bildern von Krieg, Terror, Folter, Flucht und Naturkatastrophen konfrontiert, die seelisch nicht verarbeitet werden können. Sehr häufig werden Kinder und Jugendliche dadurch überfordert und seelisch traumatisiert. Dabei ist bedeutsam, dass die Bewältigungsmöglichkeit eines Traumas weniger vom katastrophalen Ereignis abhängt, sondern viel mehr von verschiedenen Individual- und Umweltfaktoren des Betroffenen. In welchem Alter findet der Schock statt? Was hat der Betroffene bis dahin erlebt und wie konnte er seine Erlebnisse verarbeiten? Konnte er ausreichend Resilienzkräfte ausbilden? Hat er ein soziales Umfeld, das ihn bei der Verarbeitung des Erlebnisses unterstützt? In jeder Biografie gibt es Risiko- und Schutzfaktoren, deren Zusammenwirken darüber entscheidet, was mit der seelischen Verletzung geschehen wird: ob die Wunde heilen kann oder ob sie zu einer Trauma-Folgestörung als Krankheitsprozess führen wird.
Es gibt kaum eine Biografie ohne traumatische Erfahrung. Die Erkenntnisse der modernen Psychotraumatologie weisen dabei auf die zentrale Bedeutung der individuellen Resilienzkräfte bei der Bewältigung belastender Erlebnisse hin, die in Kindheit und Jugend entwickelt werden.

Rudolf Steiner setzte seine Erkenntnisse über heilsame bzw. krankmachende Einflüsse konsequent in der Waldorfpädagogik um. Es ist ein wesentlicher Aspekt der Waldorfpädagogik, Kinder und Jugendliche durch eine kindorientierte Erziehung und Bildung stark zu machen und sie so auf die Bewältigung unvorhersehbarer Belastungen in ihrem Leben möglichst optimal vorzubereiten. Waldorfpädagogik ist in diesem Sinne primäre Präventionspädagogik!
Ebenfalls auf Grundlage der Waldorfpädagogik und des anthroposophischen Menschen- und Weltverständnisses wurden Konzeptionen der Notfallpädagogik entwickelt, die heute im Sinne einer sekundären

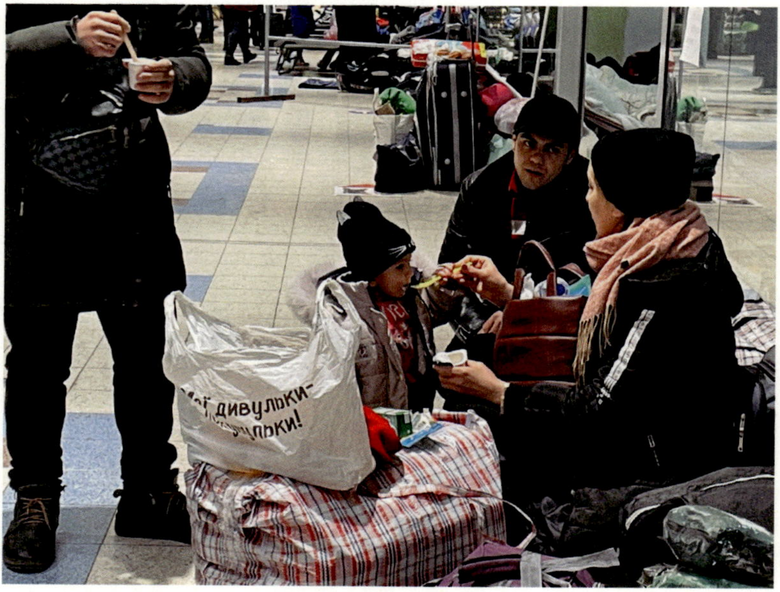

Geflüchtete Familie aus der Ukraine (Foto: Freunde der Erziehungskunst Rudolf Steiners)

Präventionspädagogik durch die Hilfsorganisationen „Notfallpädagogik ohne Grenzen“ und „Freunde der Erziehungskunst Rudolf Steiners e.V.“ national und international Kindern und Jugendlichen bei der Verarbeitung ihrer belastenden Erlebnisse nach traumatisierenden Ereignissen unterstützen.

Viele Kinder und Jugendliche leiden an unbemerkten und nicht behandelten Traumata. Im schulischen Kontext zeigen sich die oft chronifizierten Trauma-Erkrankungen in psychosomatischen Funktionsstörungen und Krankheiten, in Lernstörungen, in gestörtem Sozialverhalten und Sozialpathologien sowie in sich manifestierenden Persönlichkeitsstörungen. Oft sprengen diese Schülerinnen und Schüler jeden schulischen Rahmen und bringen die pädagogischen Fachkräfte an den Rand ihrer Belastungsfähigkeit. Dabei handelt es sich nicht um Böswilligkeit, sondern um verzweifelte Hilferufe, die auf seelischer Not gründen. Diese Kinder und Jugendlichen benötigen eine heilende Pädagogik im Sinne tertiärer Präventionspädagogik. Mit dem Parzival-Zentrum in

Karlsruhe konnte z.B. ein traumaorientiertes Kompetenzzentrum für annähernd 600 Kinder und Jugendliche aufgebaut und spezifische traumapädagogische Konzeptionen entwickelt werden.
Waldorfpädagogik konnte in den Bereichen der primären Prävention (Waldorf-Regelpädagogik), der sekundären Prävention (Notfallpädagogik) und tertiären Prävention (anthroposophisch orientierte Traumapädagogik, Sonder- und Heilpädagogik) spezifische konzeptionelle und institutionelle Angebote entwickeln, um Kinder und Jugendliche in allen Lebenslagen fördernd und helfend auf ihrem Weg ins Leben begleiten zu können.
Mit der Gründung des von Tessin-Zentrums für Gesundheit und Pädagogik an der Freien Hochschule Stuttgart wird nun eine weitere, wesentliche Voraussetzung geschaffen, um auf die pädagogischen Anforderungen, Nöte und Bedarfe der Zeit mittels wissenschaftlicher Grundlagen- und Praxisforschung, struktureller Vernetzung, Aus- und Fortbildung sowie Beratung unterstützend und hilfreich reagieren zu können.
Den Initiatoren des von Tessin-Zentrums für Gesundheit und Pädagogik möchte ich für ihren Impuls danken, zur Gründung herzlich gratulieren und die besten Wünsche zur weiteren Entwicklung des Zentrums aussprechen.

Für die Freunde der Erziehungskunst Rudolf Steiners und Notfallpädagogik ohne Grenzen
Bernd Ruf

Zum Autor: Bernd Ruf ist Geschäftsführender Vorstand der Freunde der Erziehungskunst, Schulleiter und Klassenlehrer am Parzival-Schulzentrum in Karlsruhe

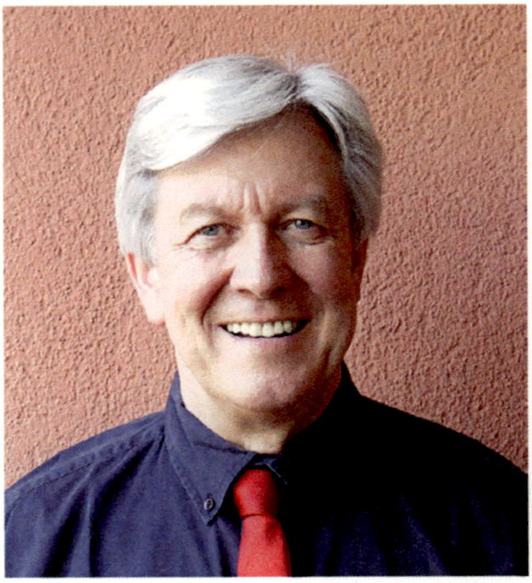

Foto: Freunde der Erziehungskunst Rudolf Steiners

Einen innovativen Impuls begleiten

Gerne möchte ich mich an dieser Runde zur Geburt dieser neuen Initiative beteiligen, auf die wir in unserer Gegenwart und in unserer Gesellschaft so hoffnungsvoll gewartet haben, und mit Wärme begrüßen. Mein bescheidener Beitrag möchte das Bewusstsein für einige zukunftsweisende Qualitäten wecken – Qualitäten, die wir auf der Grundlage der Menschenweisheit der Anthroposophie und durch die Arbeit unserer heilpädagogischen Bewegung als Kulturimpuls für Menschen, die diese besondere Unterstützung brauchen, zunehmend der Gesellschaft zur Verfügung stellen können. Gleichzeitig tragen diese Menschen diese Qualitäten in sich und sie tragen dadurch in der Wechselseitigkeit jeder Begegnung in hohem Maße zur Humanisierung unserer Gesellschaft bei. Denn jede Begegnung birgt die Möglichkeit in sich, das tiefste Wesen des anderen Menschen wahrzunehmen. Vor allem, wenn der andere sich als etwas Besonderes und Ungewöhnliches zeigt, sind wir herausgefordert, mit Verwunderung und Interesse Anteil zu nehmen. Der eigene Blick aktiviert und intensiviert sich, wenn gewohnte Annahmen und Erwartungen losgelassen werden. Erst damit entsteht die innere Bereitschaft, als Zeuge auf den Spuren besonderer Kinder zu wandeln, seinem Lebensweg, seinen Gewohnheiten und seiner spezifischen Konstitution zu begegnen. Respekt und Demut des Betrachters statt allwissender Hochmut lassen ein Entwicklungsbild entstehen, in dem das Wesen des Kindes durchscheinen kann. Diese Wahrnehmungskunst ermöglicht es, einerseits die begrenzende Konstitution von Kindern zu sehen, die Unterstützung benötigen, andererseits aber auch die Fülle des Wesens mit all seinen zukünftigen Entwicklungsmöglichkeiten. Jeder Moment liebevoller Aufmerksamkeit entwickelt eine heilende Wirkung, wenn das kleine Detail mit dem großen Ganzen verbunden wird. Auf diese Weise sollte diese neue Initiative wohlwollend begleitet werden, indem wir uns innerlich mit dem verbinden, was sie im Wesentlichen werden will.

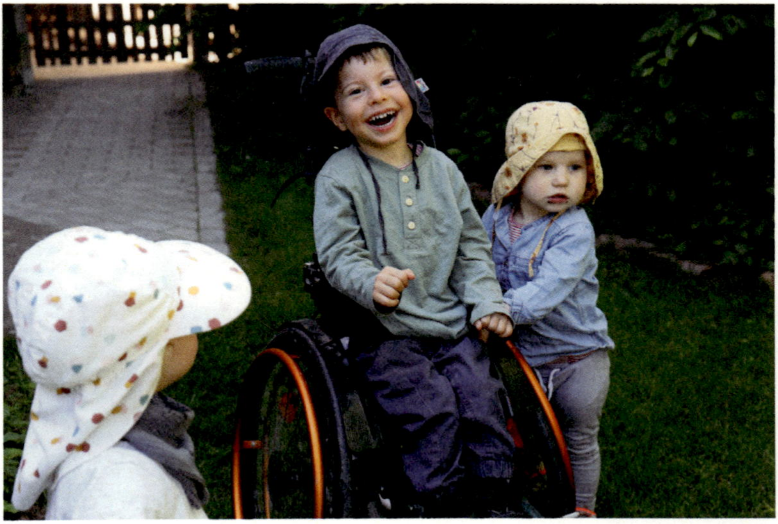

Im Licht dieses offenen, wertschätzenden Blicks kann sich jeder Mensch selbstbewusst zeigen. Dadurch wird der pädagogische Entwicklungsraum geschaffen, in dem der nächste Schritt sichtbar wird, sowie die notwendige Unterstützung. In der Hingabe des Kindes an den Lehrer entsteht das Vertrauen, das dem Kind das Gefühl gibt, in seinem tiefsten Wesen wahrgenommen, akzeptiert und geliebt zu werden. Aus diesem Vertrauen erwächst der Mut zum Experimentieren und zum spielerischen Lernen. Auf diese Weise führt das Vertrauen in die Menschen, die sie führen, zu einer Vertrautheit mit der Welt, die den Willen weckt, auf individuelle, originelle und kreative Weise einen Beitrag für die Welt zu leisten.

Können wir auch zum Entwicklungsraum für diese neue Initiative beitragen? Wo kann sie ihre wesentlichen Ziele zeigen und für die Entwicklung der Menschen und der Gesellschaft aktiv werden?

Eines der stärksten Bilder, die in der Heilpädagogik wirken, ist die Geschichte von Rudolf Steiners Besuch in der neu gegründeten Lauensteiner Initiative. Während einer Führung hielt er im Garten an, um die Pflanzen zu bewundern und erklärte, wie wichtig es für die Kinder sei, alle Pflanzen in ihrem eigenen Garten kennen zu lernen. Nicht nur in all ihrer Schönheit und Lebendigkeit, sondern auch, indem sie lernen, die bestmöglichen Bedingungen für ihr Wachstum zu schaffen. In der Verbindung mit der Natur liegen so viele Samen für eine gesunde Umwelt. Die Pflege des Gartens bringt nicht nur die Lebenskräfte in ein gesundes Gleichgewicht, sondern auch Ruhe, Harmonie und inneren Reichtum für die Seele, die die Resilienz stärken und die Willenskraft in erfülltes und sinnvolles Handeln lenken. Das gemeinsame Ernten und Verarbeiten des reifen Obstes und Gemüses fördert das Gemeinschaftsleben und stärkt das Zusammengehörigkeitsgefühl, bei dem sich jeder willkommen und unterstützt fühlt.

Das von Rudolf Steiner in der Heilpädagogik formulierte pädagogische Gesetz beschreibt nicht nur die Gliederung der menschlichen Konstitution und die Dynamik der pädagogisch-therapeutischen Beziehung, sondern bietet auch den Schlüssel zu einer angepassten Förderung der aufeinander folgenden Lebensphasen des heranwachsenden Kindes. Gleichzeitig ist es eine unerschöpfliche Quelle für die Schulung innerer Fähigkeiten, die für die Betreuung von Kindern, die zusätzliche Unterstützung benötigen, unerlässlich sind. Immer mehr Kinder und Jugendliche wachsen in einem Umfeld auf oder machen Erfahrungen, die ihre Entwicklung behindern. Ihr schwieriges, oft unverständlich erscheinendes Verhalten kann nur aus der inneren Fähigkeit heraus verstanden und gelenkt werden, wenn die Begleiter ihre einzigartige Persönlichkeit durch ihre äußere Erscheinung hindurch mit empathischem Interesse entdecken lernen. Indem sich die Lehrer mit ihrem Schicksal verbinden und gemeinsam abseits der ausgetretenen Pfade suchen, entstehen oft kreative und innovative Aktivitäten, die sich auch für viele andere Kinder und Jugendliche, die in ihrer Entwicklung stecken bleiben, als große Hilfe erweisen. Das Vertrauen in die eigenen Fähigkeiten macht den Pädagogen zum Lebenskünstler und gibt ihm die Begeisterung und den Mut, sich neuen Herausforderungen zu stellen.

Wie schön wäre es, wenn durch diese neue Initiative diese innovativen Impulse in jeder Schule und jedem Lernumfeld fruchtbar gemacht werden könnten! Die interdisziplinäre Zusammenarbeit ist für diese Arbeit unerlässlich. Die Komplexität der Pflegefragen erfordert Kompetenz in verschiedenen Bereichen, aber auch das spirituell vertiefte Verständnis kann nur entstehen, indem Beobachtungen und Erfahrungen aus verschiedenen Perspektiven miteinander in Dialog gebracht werden. Wenn neben der individuellen inneren Schulung auch kollegial an einem heilsamen Klima der Zusammenarbeit gearbeitet wird, kann das gesamte Team aus Pädagogen, Heilpädagogen, Therapeuten und Ärzten die schrittweise Vertiefung von Imagination zu Inspiration und Intuition in der Kinderbesprechung einüben.

Aus der Forschung über die Quellen der Gesundheit wissen wir, dass es für das Kind wichtig ist, auf drei Weisen mit der Welt in Verbindung zu treten. Durch Beobachten und Denken gewinnt es Überblick und Einsicht, durch Fühlen lernt es, sich sinnvoll zu verbinden, und durch Spielen und Üben drückt es sich aus und findet seinen Platz in der Welt. Reizüberflutung, soziale Abkopplung und fragmentiertes Handeln, die in unserer Gesellschaft immer mehr zunehmen, sind dagegen Quellen der Entfremdung, die diese gesunde Verbindung stören. Eine zeitgemäße Erziehung hat mehr und mehr die Aufgabe, Kinder resilient und fähig zu machen; nicht nur für ihre eigene gesunde Entwicklung, sondern auch dafür, dass sie diese gesundenden Qualitäten in die Gesellschaft einbringen können. Es ist daher erfreulich und von großer Bedeutung, dass diese neue Initiative einen Beitrag dazu leisten will. Ich wünsche den Initiatoren und allen, die mit ihnen zusammenarbeiten wollen, viel Erfolg!

Für den Anthroposophic Council for Inclusive Social Development
Bart Vanmechelen

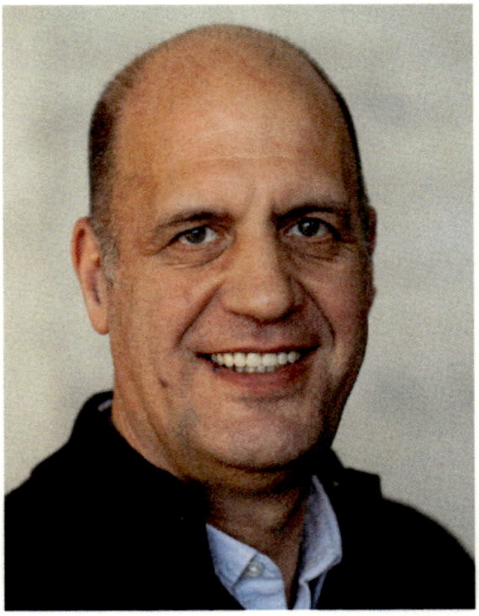

Zum Autor: Bart Vanmechelen ist Mitglied des Leitungsteams des Anthroposophic Council for Inclusive Social Development.

Foto: Anthroposophic Council

Ideen und Impulse

Das von Tessin-Zentrum für Gesundheit und Pädagogik

von Karin Michael / Tomáš Zdražil

Trotz eines qualitativ hochwertigen Gesundheitssystems in Deutschland verschlechtert sich in vielerlei Hinsicht die gesundheitliche Lage der Kinder und Jugendlichen kontinuierlich. Die Pandemie-Situation hat diese Entwicklung deutlich verstärkt. Kinder und insbesondere diejenigen aus bildungsfernen oder sozial prekären Verhältnissen leiden in vielfältiger Weise darunter. Vier von fünf Kindern und Jugendlichen fühlen sich durch die Corona-Krise belastet. Sieben von zehn Kindern gaben im Winter 2020/21 eine geminderte Lebensqualität an. Fast jedes dritte Kind litt auch zehn Monate nach dem Beginn der Krise unter psychischen Auffälligkeiten. Sorgen und Ängste haben noch einmal zugenommen, auch depressive Symptome und psychosomatische Beschwerden sind verstärkt zu beobachten. Zwölf Prozent der Kinder und Jugendlichen befanden sich 2019 aufgrund psychischer Erkrankungen in Behandlung. 2020 waren es nach dem ersten Halbjahr bereits rund acht Prozent mehr. Dabei sind in den Industrieländern bis zu 50 Prozent der psychischen Erkrankungen unbehandelt geblieben. Zehnmal mehr Kinder als vor 2020 machen überhaupt keinen Sport mehr. Parallel dazu verbrachten im Winter 2021 die Kinder noch mehr Zeit als im Frühsommer 2020 an Handy, Tablet und Spielekonsole, wobei sie die digitalen Medien jetzt häufiger für die Schule nutzen. Nach dem ersten „Lockdown“ erhöhte sich die durchschnittliche Nutzungszeit bei den Jugendlichen um 75% auf 258 Minuten (mehr als 4 Stunden) täglich. Ein verstärkter Medienkonsum geht auch mit Veränderungen von Essgewohnheiten einher, das Risiko für Übergewicht und zugehörige Folgeerkrankungen wächst. Eltern fühlen sich mittlerweile existenziell verunsichert (Arbeitsplatzverlust, finanzielle Unsicherheit), waren mit

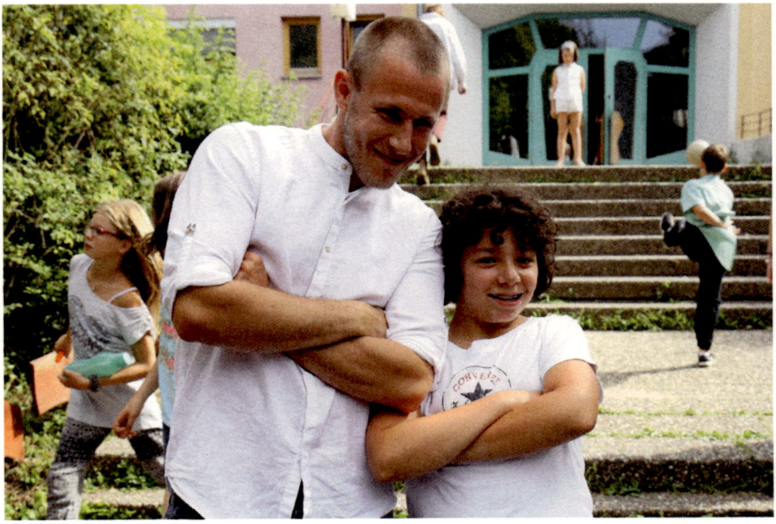

Homeoffice und gleichzeitiger 24-Stunden-Kinderbetreuung überlastet und zeigen vermehrt depressive Symptome. Dadurch kommt es zu einer gravierenden sozialen Spaltung: zwischen den „gut geschützten" Kindern aus jenen Familien, die trotz allem einen guten Zusammenhalt aufrechterhalten und viel Zeit mit ihren Kindern verbringen konnten, und den „schutzlosen" Kindern aus solchen Familien, die aus eigener Kraft mit der Notsituation nicht umgehen können. Diese Kinder und Jugendlichen sind aktuell vermehrt Armutsbedingungen und Misshandlung ausgesetzt.
Die Bedeutung des seit 2018 an der Freien Hochschule Stuttgart / Seminar für Waldorfpädagogik tätigen von Tessin-Lehrstuhls für Medienpädagogik hat in der Pandemie noch zugenommen, da viele Jugendliche auf den Gebrauch elektronischer Medien für schulisches Lernen und private Kontakte angewiesen waren. Die aktuelle Situation hat die Hochschule veranlasst, die medienpädagogischen Aktivitäten des Lehrstuhls zu ergänzen und ein von Tessin-Zentrum für Gesundheit und Pädagogik zu gründen, um Eltern und pädagogische Fachkräfte sowie Kindergärten und Schulen darin zu unterstützen, ihre Arbeit

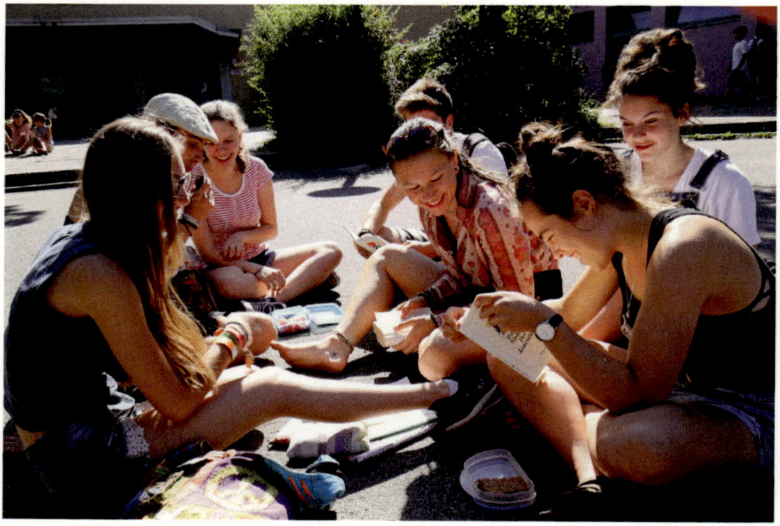

konsequenter als bisher geschehen an einer nachhaltigen Gesundheitsförderung auszurichten. Die Erkenntnisse sowohl der schulischen Gesundheitsförderung, der Salutogenese, der Gesundheitspsychologie, der Präventivmedizin als auch gelungene Praxisbeispiele sollen im Tessin-Zentrum gebündelt, dokumentiert und den Eltern und Pädagogen praktische Hilfestellung leisten.

Der Ende 2020 verstorbene Kinderarzt Remo Largo wurde nicht müde, auf zwei zentrale Bildungsbereiche hinzuweisen, die für die Ausbildung einer gesunden Persönlichkeit unabdingbar sind: die menschliche Lebensgemeinschaft und die Natur. Bereits vor der Corona-Krise war Largo sehr besorgt, dass infolge der Digitalisierung diese zwei zentralen Elemente einer echten Bildung verschwinden werden (Largo 2020).

Der Online-Unterricht trennt von der natürlichen und sozialen Lebenswelt und betont die Einzelleistung. Doch ohne Begegnungen mit anderen Menschen entfremdet sich der Mensch von sich selbst und seine seelische Gesundheit wird geschwächt. Erst in der Interaktion mit anderen Menschen „atmet" seine Seele. Verschiedene Untersuchungen der letzten Jahrzehnte machen deutlich, wie entscheidend die Qualität unserer Beziehungen für ein langes und gesundes Leben ist. Eine davon ist die Harvard Study of Adult Development, eine der umfassendsten Längsschnittstudien überhaupt, in der Forscher die Daten von mehr als 700 Männern erhoben haben, bei einigen über 75 Jahre lang. In einem über 15 Millionen Mal angeklickten TED-Talk betont Robert Waldinger, der Leiter der Studie, der Schlüssel zu einem langen und gesunden Leben seien gute soziale Beziehungen. Einsamkeit töte hingegen – egal, ob man arm oder reich sei (Haslam u.a. 2020).

Die Pädagogik ist nur ein spezielles Gebiet von zwischenmenschlichen Beziehungen, aber ein konstituierendes und lebensentscheidendes. Sie betrifft im Kindergarten und in der Schule nicht nur Schüler und Lehrer, sondern auch Eltern. Eine Klasse ist eine besondere Bezugsgruppe und Gemeinschaft, die durch besondere Aktivitäten wie Ausflüge, Kunstprojekte und Aufführungen, Spiele und Feste gefördert wird.

Es gibt kaum etwas, was unsere Seelen mehr ins Lot bringt, als die Erlebnisse in der Natur. Die Physiologie des menschlichen Organismus harmonisiert sich im Wald. Die Sinne und Motorik sind aktiver, der Blutdruck sinkt und das Herz schlägt ruhiger, Entspannung tritt ein

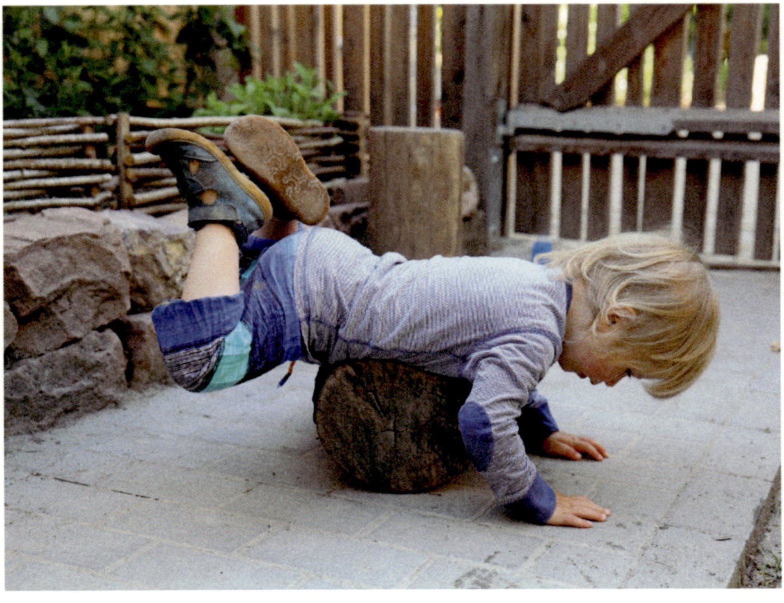

(Gebhard 2020). Es gibt immer mehr Schulen, die jetzt mit der sogenannten Draußenschule (von Au/Gade 2016) experimentieren oder einen Waldtag einrichten, in der sich die Unterstufenklassen an den verschiedenen Wochentagen abwechseln. Der Schulhof, der Schulgarten und das ganze Schulgelände können neu betrachtet und ergriffen, gepflegt, gestaltet werden. Vielleicht gibt es Schulen, die eine kontinuierliche Beziehung zu einem Bauernhof aufbauen und pflegen, indem auch Verantwortung übernommen wird.
Es gibt noch weitere Bereiche, die für die psychische, soziale und körperliche Gesundheit der Kinder und Jugendlichen unabdingbar und mit dem Pädagogischen eng verflochten sind: Insbesondere gilt es für die künstlerischen Tätigkeiten (Berka-Schmid/Marktl 2021), die Bewegungsaktivitäten (Oertel/ Matura 2017) oder den sinnstiftenden Unterricht (Buck 2006, Schell 2020, Zierer 2020). Nach einer Zeit der Passivität und des Gefühls der Ohnmacht und des Ausgeliefert-Seins ist es nötig, Selbstwirksamkeit neu erfahren zu dürfen. Alles, was wir mit den Händen als den Organen des Handelns machen, wirkt in diesem Sinne. Auch Bewegungsspiele aller Art, vor allem kollektive sportliche Betätigung sind mit allen Mitteln zu unterstützen. Gemeinschafts-, Erfolgs- und Selbstüberwindungserlebnisse haben nachweislich positive körperliche Effekte. Nur die vom Schüler als begründet, nachvollziehbar und sinnvoll erlebten Unterrichtsangebote können ihn als Menschen berühren und verwandeln, vermitteln echtes Wirklichkeitsverständnis und machen damit aus dem bloßen Lernen echte Bildung.
Diese Fragen sind auch Ausbildungsfragen. Die vom Tessin-Zentrum intendierte engere Zusammenarbeit pädagogisch und therapeutisch arbeitender Menschen soll die primäre und sekundäre Prävention im Kindes- und Jugendalter verbessern sowie dafür sorgen, dass bei Bedarf frühzeitige Therapien angeboten werden können. Eine pädagogisch-therapeutische Gemeinschaft kann viel für die Gesundheit von Kindern und Jugendlichen beitragen, wenn darauf bereits im Studium ein Schwerpunkt gelegt wird. Beispielsweise in Elternabenden könnte man dann sowohl in Kindertageseinrichtungen wie in der Schule ab der ersten Klasse Gesundheitsthemen mit auf die Agenda setzen. So könnte in der Schule ein erster Abend „Was hilft und was hindert beim Lernen“

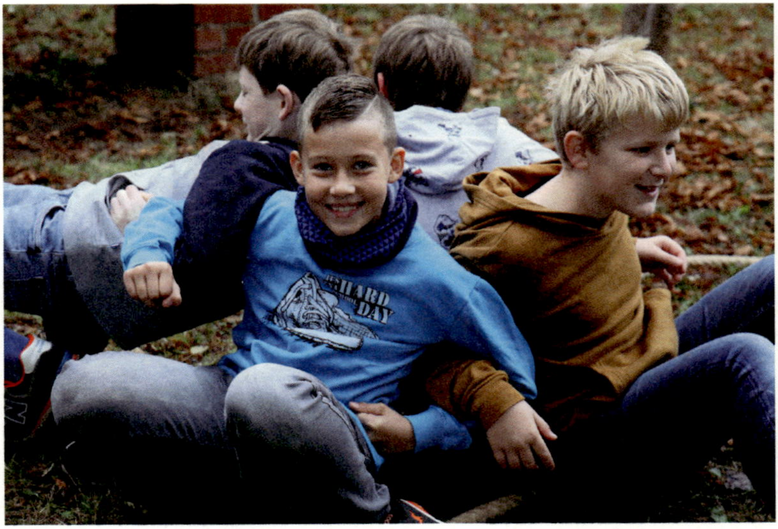

heißen und beispielsweise über die positive Wirkung von ausreichend regelmäßigem Schlaf, gesunder Ernährung und viel Bewegung in der Natur gesprochen werden. Im Kindergarten könnten diese Themen im Zusammenhang mit einer gesunden psychomotorischen Entwicklung Schwerpunkte bilden. Frühzeitige Medienelternabende schärfen das Bewusstsein für einen altersentsprechenden Umgang mit Bildschirmmedien und eine wachsende Medienmündigkeit. In der Sekundarstufe wären beispielsweise Gespräche und Informationen über Pubertät, Sexualität und psychische Gesundheit wichtig. Manche schwierigen Themen können von Experten oder Künstlern vermittelt werden, beispielsweise zur Prävention von Gewalt und Missbrauch. Ein gutes Beispiel ist hier die Theaterpädagogik, die an vielen Orten in Deutschland Präventionsprogramme für Eltern, Kinder und Jugendliche anbietet.
Das Tessin-Zentrum legt einerseits den Fokus auf eine bedarfsgerechte Unterstützung der Kinder und möchte andererseits an der Bewältigung der gesellschaftlichen Herausforderungen konstruktiv mitwirken. Dabei geht es nicht nur um Vernetzung, sondern in erster Linie darum, zu zeigen, was pädagogische Einrichtungen für die Gesundheit der Kinder

tun. Alle, die mit Kindern und Jugendlichen pädagogisch arbeiten, sind einladen, sich des Beitrags ihrer Tätigkeit zum Wohlbefinden und zur Gesundheit der Kinder und Jugendlichen bewusst zu werden und ihre pädagogische Arbeit an diesen Maximen auszurichten. Es soll dazu angeregt und motiviert werden, Bildung im engen Zusammenhang mit Gesundheit zu betrachten und in diesem Sinne weiterzuentwickeln. Die Pädagogen der frühen Kindheit, des Vorschul- und Schulalters sollen unter dem Gesichtspunkt der Gesundheitsförderung vernetzt, ihre Bemühungen dargestellt und bekannt gemacht werden, damit sie noch mehr Beachtung in der breiten Öffentlichkeit finden und andere Initiativen inspirieren können. Die Freie Hochschule bildet den Mittelpunkt eines großen schulischen Netzwerks (z.B. im Zusammenhang mit den Praktika der Studierenden), auf das in der Netzwerkbildung des Zentrums zurückgegriffen werden kann. Gleichzeitig hat die Hochschule eine Expertise für die Evaluation von praktischen pädagogischen Projekten. Sie bietet ebenfalls vielfältige Fort- und Weiterbildungsangebote. Nicht zuletzt fließen die Themen des Tessin-Zentrums in die Lehre ein, so dass angehende Lehrer entsprechende Kenntnisse, Ideen und Impulse in ihre berufliche Praxis mitnehmen können. Insofern liegt es nahe, dass die Hochschule der organisatorische Träger des Zentrums wurde.

Das geplante Spektrum umfasst im Einzelnen folgende konkrete Tätigkeiten:

- die Dokumentation von gesundheitsfördernden Aktivitäten von pädagogischen Einrichtungen
- Vernetzung von pädagogischen Einrichtungen unter dem Gesichtspunkt der Gesundheitsförderung
- Förderung der Zusammenarbeit von pädagogischen und therapeutischen Experten
- Aufklärungs-, Beratungs- und Fortbildungstätigkeit (insb. auch für Eltern)
- Forschung mit dem Schwerpunkt Gesundheit im Kindes- und Jugendalter
- Publikationstätigkeit.

Das Zentrum möchte dazu beitragen, dass die Gesundheit der Kinder und Jugendlichen in körperlicher, seelischer und sozialer Hinsicht höchste Relevanz im Handeln von allen Erwachsenen erhält und zu höchsten Prioritäten und Kriterien des politischen Handelns wird.

Literatur:

J. v. Au / U. Gade (2016): Raus aus dem Klassenzimmer. Outdoor Education als Unterrichtskonzept. Weinheim

G. Berka-Schmid / W. Marktl (2020): Gesundheit und Kunst. Wien

P. Buck (2006): Wie gelangt ein Mensch zu Sinn? Eine Installation zu Fragen der Pädagogik. Stuttgart

U. Gebhard (2020): Kind und Natur. Die Bedeutung der Natur für die psychische Entwicklung. Wiesbaden

C. v. Haslam / N. Steffens / R. v. Dick (2020): Die Heilkraft des Wir. In: Gehirn & Geist 08/2020, S. 12–19

R. Largo (2020): Zusammen leben. Das Fit-Prinzip für Gemeinschaft, Gesellschaft und Natur. Frankfurt a. M.

V. Oertel / S. Matura (2017): Bewegung und Sport gegen Burnout, Depression und Ängste. Heidelberg

T. Schell (2020): Psychologie des Lebenssinns. Heidelberg

K. Zierer (2020): Prinzip Freude: Jugendliche haben das Recht auf Unbeschwertheit. München

Zu den Autoren:
Dr. Karin Michael ist Oberärztin in der Kinderambulanz am Gemeinschaftskrankenhaus Herdecke sowie Kindergarten- und Schulärztin. Prof. Dr. Tomáš Zdražil ist Dozent an der Freien Hochschule in Stuttgart. Zusammen leiten sie das von-Tessin-Zentrum für Gesundheit und Pädagogik.

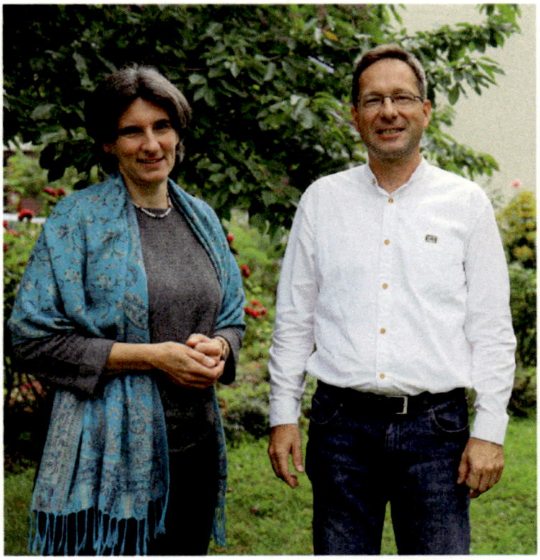

Foto: Freie Hochschule Stuttgart

Lebensstilwende

von Georg Soldner

Im Kern ist der anthroposophische Kulturimpuls ein Impuls, der nachhaltig die leibliche, seelische und geistige Entwicklung des Menschen und der Erde wahrnehmen, erkennen, fördern und dabei zu Heilungsprozessen beitragen möchte. Er setzt fachübergreifend an, aufbauend auf einer gemeinsamen spirituellen Grundlage, die auf eine wesenhafte Erkenntnis des Menschen und der Entwicklung der Menschheit zielt im Zusammenhang mit jenen geistigen Kräften , denen wir Ursprung und höhere Führung unserer Welt danken. Davon ausgehend wenden sich anthroposophische Initiativen praktischen Lebensgebieten zu, zum Beispiel der Landwirtschaft, Medizin und Pädagogik.

Ein zentraler Grundstein der Anthroposophie besteht in einem trinitarischen Menschenbild, das sich physiologisch in der Dreigliederung des menschlichen Organismus, in einer ganzheitlich beseelten Leiblichkeit spiegelt und einen umfassenden Zugang zu Denken, Fühlen und Wollen als eigenständige Seelentätigkeiten und ihrer physiologischen Basis eröffnet. Vor diesem Hintergrund gehören die Überwindung eines gehirnzentrierten Menschenbildes wie der eines maschinenartig gedachten Körpers zu den aktuellsten Herausforderungen der Gegenwart. Während der technophile Transhumanismus diesen Mensch-Maschine-Dualismus ins Extrem steigert und immer radikaler Kultur, Ethik und Religion aus der Welt des wissenschaftlich Denkbaren ausschließt, entwickelt die Anthroposophie eine wissenschaftliche Methodik, die es ermöglicht, den ganzen Menschen ebenso wie die lebendigen Zusammenhänge seiner Umwelt in zusammenhängender Weise zu erforschen und von dieser Basis aus eine entsprechende Lebenspraxis in den verschiedenen Lebensgebieten zu fördern. Die leiblich-seelisch-geistige Entwicklung des Menschen steht im Zentrum anthroposophischer Pädagogik und Medizin: einer Pädagogik, die heilend wirkt, in der die medizinischen Zusammenhänge von der Embryonalzeit bzw. frühen

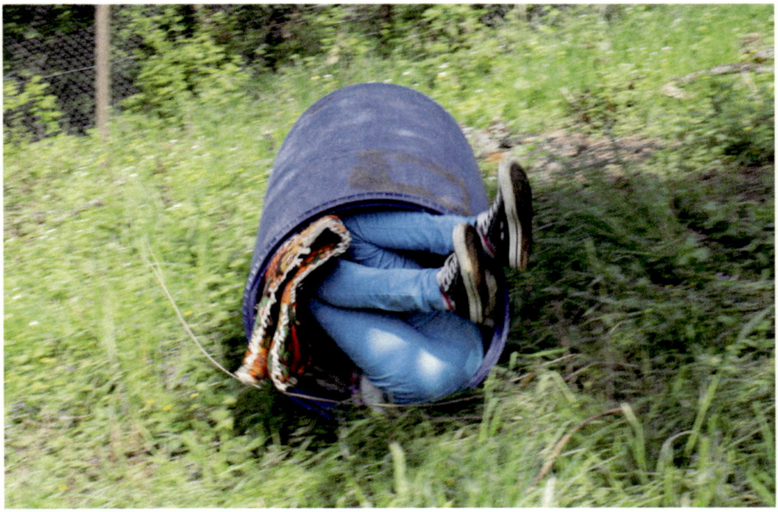

Kindheit mit späteren Lebensphasen in ihrer kränkenden oder gesundheitsfördernden Auswirkungen von Bedeutung ist.
Dazu gehört ein Krankheitsbegriff, der die seelisch-geistige Dimension des Menschen auch in ihrer abbauenden, krank machenden Wirksamkeit auf den eigenen Leib wie den Leib der Erde einbezieht. Es muss der berechenbaren, intellektuell denkbar gewordenen materiellen Welt die keimkräftige, Zukunft tragende Dimension der Erde und des Menschen als lebendiges Potenzial gegenübergestellt werden. Damit kann sich der Heilerwille in jedem Pädagogen, in jedem Arzt verbinden.
Die moralische Beziehung zum kranken Menschen, die moralische Beziehung zum Heranwachsenden ist wesentlich, um seine Entwicklungsfähigkeit erfassen und fördern zu können. Ihr kommt eine wachsende Bedeutung zu. Einerseits erfordern das moderne Leben und insbesondere die anstehenden Transformationsbewegungen in der Klimakrise die Bereitschaft, sich kreativ an neue Bedingungen anzupassen, Veränderungen im eigenen und sozialen Leben kreativ zu gestalten. Andererseits basiert Gesundheit neben der klassischen Hygiene vorrangig auf gesunder Ernährung und Bewegung, der Pflege lebendiger sozialer Beziehungen, dem Genuss und möglichst einer aktiven Praxis auf künstlerischem Ge-

biet und einem inneren Bezug zur spirituell-religiösen Sphäre. Die Basis dazu legen eine entsprechend orientierende und Kraft gebende Kindheit und Jugend. Aber auch Krankheiten und Krisen eröffnen Chancen für die Veränderung des eigenen Lebensstils, wenn die Art und Weise der Pflege und Behandlung dieses Potenzial weckt. Im Kern geht es in dieser Transformationsbewegung darum, Medizin und Pädagogik gemeinsam auf das Ziel der Förderung gesunder menschlicher Entwicklung auszurichten.

In besonderem Maße offenbart die Klimakrise das Unzureichende eines klassisch naturwissenschaftlichen Ansatzes. Dieser ist zwar in der Lage, ökologische Schadensbilanzen zu erstellen. Aber es gelingt auf diese Weise noch nicht, ein tragfähiges Verständnis lebendiger Organismen und ihres Zusammenwirkens im Erdorganismus zu gewinnen, das einen positiven, innerlich erlebbaren Zusammenhang von Natur und Mensch eröffnen und notwendige Veränderungen im wirtschaftlich-sozialen Zusammenleben positiv beeinflussen kann. Ein solches Verständnis zu fördern, strebt Anthroposophie an. Damit gibt sie einer großen Vielfalt von Berufsfeldern, von der Landwirtschaft über Pädagogik und Medizin bis hin zum Handel- und Bankwesen schon heute wesentliche Impulse. Ein vorrangiges Ziel der gemeinsamen globalen wie regionalen Zusammenarbeit aller Berufsfelder muss die Wiederherstellung der physischen, seelischen und geistigen Selbstregulationsfähigkeit des Menschen und der Erde sein.

Was sind heute die zentralen Gesundheitsprobleme?

70 Prozent der Todesursachen – insbesondere in all den Ländern, in denen ein „westlicher Lebensstil" Einzug gehalten hat – haben ihre Wurzeln im Lebensstil und in den Umweltbelastungen, die daraus resultieren. Das gilt v.a. für Erkrankungen im Bereich des Herz-Kreislaufsystems und der Atmungsorgane. Soll nicht eine unbewältigbare Krankheitslast auf die nächste Generation zukommen, braucht es analog der Energiewende eine entschiedene Lebensstilwende. Diese wird sich nur dann nachhaltig entwickeln, wenn sie auf Einsicht beruht und bereits im Kindes- und Jugendalter an glaubwürdigen „Rollenmodellen" Erwachsener erlernt werden kann. Am Ausgangspunkt dieses Tranforma-

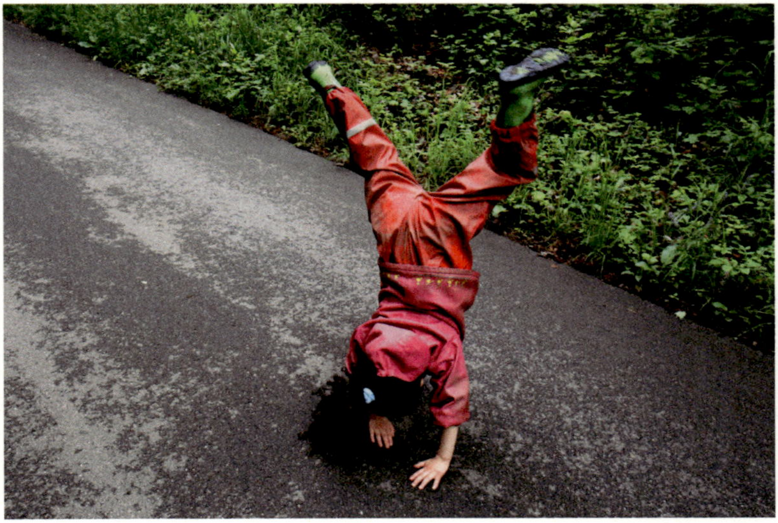

tionsprozesses stehen die Freiheits- und Selbsterkenntnisfähigkeit des Menschen und keine Diktate. Anthroposophie sieht in der Entwicklung zur Freiheit, zur Autonomie und Verantwortungsübernahme für sich und die soziale und natürliche Mitwelt ein zentrales Motiv der menschlichen Evolution. Das prägt auch ihre medizinische Praxis, die die Selbstregulation auf biologischer, auf seelischer und geistig sich selbst reflektierender Ebene in vielfältiger Weise fördert.

Der Ansatz der Anthroposophischen Medizin ist umfassend präventiv, wie z.B. Studien zum anthroposophischen Lebensstil bei allergiegefährdeten Kindern gezeigt haben. Sie tut sich gleichzeitig nicht leicht mit dem Impfthema, weil sie zu Recht die extreme Verkürzung des Präventionsgedankens zugunsten eines „Impfen und weiter so" kritisiert, eine militante Medikalisierung der Gesellschaft ablehnt, andererseits aber bestrebt ist, ein integratives Konzept von Prävention zu entwickeln, das selbstverständlich auch Schutzimpfungen mit einschließt. Eine zentrale Forderung der Anthroposophischen Medizin, die aus den dargestellten Prämissen sich konsequent ableitet, ist die freie Entscheidung über Schutzimpfungen – wie sie auch sonst, selbst bei akut lebensrettenden operativen Eingriffen, angestrebt wird.

Für jede Prävention sind Schulungselemente für die Menschen in Gemeinschaft unverzichtbar. Anthroposophische Medizin ist keine reine Individualmedizin und setzt ebenso auf individuelle wie gemeinschaftsbezogene Konzepte. Die Anthroposophische Medizin sieht dabei den Menschen selbst heute als entscheidenden Krankmacher seiner selbst (und seiner Umwelt an) an und gleichzeitig sieht sie im Menschen auch das größte Heilungspotenzial. Dementsprechend sind Prävention und Therapie in der Anthroposophischen Medizin immer darauf ausgerichtet, Lernprozesse beim Menschen zu initiieren und seine Eigenaktivität zu fördern. Wobei bereits im Fieber eine zentrale Eigentätigkeit in der Auseinandersetzung und Überwindung von Infektionskrankheiten gesehen werden kann – mit entsprechenden Konsequenzen für den konkret pflegenden und nicht rein suppressiven therapeutischen Umgang mit fiebernden Patientinnen und Patienten.
Die Anthroposophische Medizin sieht jede Krankheit grundsätzlich als Chance zur Entwicklung für den Menschen und transzendiert in ihrer Perspektive die materiellen Grenzen des Leibes und auch der Erde. Für die Pädagogik bedeutet das, Kinder und Jugendliche Herausforderungen im praktischen wie im künstlerischen und gedanklichen Tun erleben und dabei ein Maximum an kreativer Selbstwirksamkeit entwickeln zu lassen. Sie frühzeitig mit Lebenszusammenhängen vertraut zu machen, in denen ihr Handeln Bedeutung für andere Lebewesen – Pflanzen, Tiere, Menschen in sozialen Einrichtungen – hat und dabei ihre Wahrnehmung dafür zu schulen, welche eigenen Handlungen von anderen als gut erlebt werden und welche nicht.
Viele Kinder im Kindergarten- und Schulalter zeigen heute deutliche Störungen ihrer Selbstregulationsfähigkeit. Schlafstörungen, psychosomatische Beschwerden und auch chronische Erkrankungen gefährden ihre Lernfähigkeit und mindern ihre Lebensfreude und soziale Teilhabefähigkeit. Es liegt in der „DNA" der praxisbezogenen Anthroposophie, Kindergärten und Schulen auch als Orte zu gestalten und zu pflegen, in denen Kinder und Jugendliche gesunden können. Ein intakter Rhythmus von Wachen und Schlafen, Einatmen/Aufnehmen und Ausatmen/Loslassen ist zentral für die Entwicklung von Gesundheit und Lernfähigkeit. Zugleich bildet er ein wesentliches Ziel der anthroposophisch

inspirierten Pädagogik. Auch für die angestrebte ökologische Transformation der Gesellschaft, für den Umgang mit Pflanzen und Tieren ist die Pflege von Lebensrhythmen von essentieller Bedeutung.
Während die lineare Zeitskala der Moderne und ihrer Wirtschaftsordnung auf Beschleunigung und Gewinn bringende Verkürzung und Standardisierung von Prozessen zielt, weisen Rhythmuspflege und Natursinn in eine andere Richtung. Lernen und Gesunden hängen engstens miteinander zusammen und gedeihen am besten in einer Rhythmik, die lineare Entwicklung mit einer Pflege zeitlicher Kreisläufe wie dem Tag-Nacht-Rhythmus zu verbinden vermag.

Zum Autor:
Georg Soldner
ist Kinderarzt und
Co-Leiter der Medizinischen
Sektion am Goetheanum

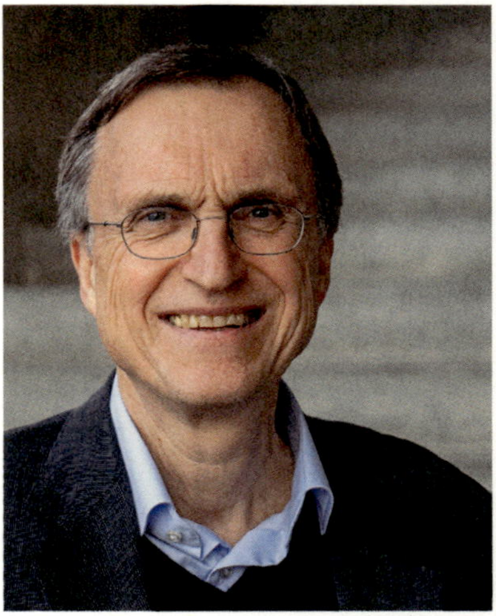

Foto: Goetheanum

Wie entsteht Gesundheit im Pädagogischen?

von Till Reckert

„Gesundheit" ist ein komplexer Begriff, dem unterschiedliche Körper- und Geistdeutungen zugrunde liegen. Diese verorten sich in dem jeweils gültigen gesellschaftlichen und historischen Kontext und dessen übergreifendem Weltbild. Ich greife drei mögliche Kategorien von Gesundheitskonzepten heraus:

- Gesundheit ist eine Metapher für alle möglichen positiven, hochgeschätzten psychophysischen und sozialen Umstände und Konstellationen. Die bekannteste Formulierung ist in dieser Hinsicht die WHO-Definition („(Über?)Zustand des völligen körperlichen, geistigen und sozialen Wohlbefindens") oder Worte wie: „Das höchste Gut", „der höchste Wert" u.a.
- Gesundheit dient als Abgrenzungskonzept gegen Krankheit („Abwesenheit von Krankheit"). So definiert sich Gesundheit nicht als etwas Eigenständiges und setzt voraus, dass Krankheit klar definiert wäre. Dies würde auch bedeuten, dass sich Gesundheit und Krankheit als Zustände gegenseitig ausschließen, was eigentlich nie ganz zutrifft.
- Gesundheit wird in Funktionsaussagen beschrieben und soll so näher konkretisiert werden („das funktionale Optimum der Organisation des Lebens", „das Leben im Schweigen der Organe", „Einklang mit den eigenen Möglichkeiten und Zielvorstellungen und den jeweils gegebenen äußeren Lebensbedingungen"). Vieles bleibt dabei vage („Optimum", „Schweigen", „Einklang", „harmonisches Gleichgewicht").

Im Bereich der Pädagogik muss ein Verständnis von Gesundheit mit den pädagogischen Aufgaben zum Beispiel der Schule in Verbindung

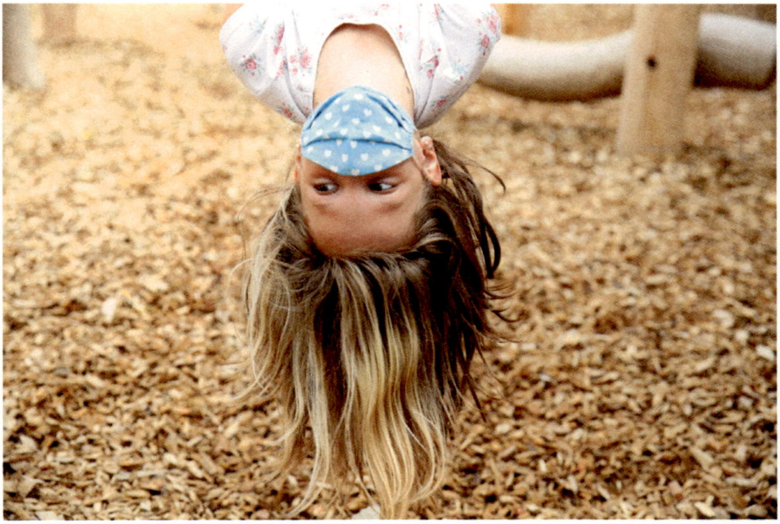

gebracht werden. Traditionell haben Konzepte von Pädagogik mit denen von Gesundheit nicht viel zu tun: Die Pädagogik fühlt sich zuständig für die intellektuelle Entwicklung des Menschen und die Medizin für seine körperliche Wiederherstellung und allenfalls Prävention. Bis in die Versäulung unserer deutschen Sozialgesetzgebung hinein ist diese strikte Arbeitsteilung in unserer Gesellschaft konzeptionell zementiert und immer wieder merkt man insbesondere in der pädiatrischen Praxis, dass dies nicht lebenspraktisch ist. Denn gute Bildung fördert Gesundheit und anders herum.

In der Anthroposophie wird ein differenzierter Gesundheitsbegriff gedacht. Dieser hat am meisten mit der oben erwähnten dritten Kategorie zu tun: Er hat einen „Gleichgewichts"-Charakter (z.B. Gleichgewicht von psychosomatischen Funktionssystemen). Jeder Mensch ringt auf seine Weise in jedem Lebensaugenblick mehr oder weniger bewusst um sein individuelles Gleichgewicht und seine individuelle Gesundheit. Bei relevanten Fällen des Krankseins geht er schließlich zum Arzt.

Als Kind soll ihm die Pädagogik helfen, sein inneres Gleichgewicht, seine Gesundheit zu finden: „... und Erziehen ward angesehen gleich dem Heilprozesse, der dem Menschen mit dem Reifen die Gesundheit zugleich erbrachte für des Lebens vollendetes Menschsein" (aus der sog. Schulärztemeditation, Steiner, GA 268). Dies wird möglich mit einer philosophischen Anthropologie, die Leib, Seele und Geist in die Wirklichkeitserkenntnis integriert; hieraus folgt sowohl für die Waldorfpädagogik als auch die anthroposophische Medizin ein eigenständiges Verständnis einerseits für Gesundheit und Krankheit und andererseits für die Ziele von Pädagogik und Schule. Es gibt daher keinen zweiten pädagogischen Ansatz (und auch keinen zweiten reformpädagogischen Ansatz) bei dem diese zwei Lebensfelder konzeptionell so tief integriert sind: Sich entwickelnde Organe bilden ihre Funktionen erst noch vollständig aus. Dabei wirkt es sich aus, wie sie beansprucht und gefordert werden. „Die gesunde Entwicklung des Leiblich-Physischen als Grundlage der freien Entfaltung des Seelisch-Geistigen" (Steiner, GA 303) hieß der ursprüngliche Titel eines Kurses für Lehrer, in dem behandelt wird, wie gesunde Entwicklung anthroposophisch verstanden und pädagogisch unterstützt werden kann. In diesem Sinne ist eine Waldorfschulzeit für alle Beteiligten dann erfolgreich gewesen, wenn der Schüler die Schule insgesamt körperlich gesünder und seelisch freier verlässt, als er in sie eingetreten war. Gesundheit wird dabei als die (selbstheilende) Fähigkeit eines Organismus verstanden, mit Anforderungen und kränkenden Einflüssen, die das Leben immer mit sich bringt, umgehen zu können. Erst nachgeordnet kommt es darauf an, ob der Schüler bei Schulaustritt ein bestimmtes, von der Gesellschaft her definiertes Quantum an Wissen reproduzieren kann. So werden Unterrichtsgegenstände und -methoden idealerweise darauf hin angeschaut, wie sie auf das sich entwickelnde Kind bestimmten Alters wirken. Diese verschiedene Prioritätensetzung bedingt einen Teil der Unterschiede zwischen Waldorfschule bzw. -kindergarten und öffentlichem Bildungssystem bis in Details hinein.

Bildung selber ist salutogenetisch, Gesundheit veranlagend. Denn bessere Fähigkeiten zu einem guten gesundheitlichen Gleichgewicht hat, wer wirklich versteht, was in der Welt um ihn und in ihm vorgeht, der selbstwirksam ist und so die für ihn relevanten Umstände handhaben und ggf. ändern kann und wer es sinnvoll findet, sich hierfür anzustrengen und Herausforderungen anzunehmen. In dem Ritualtext Steiners für die sogenannte Kinderhandlung kommen in der Mitte die Sätze:

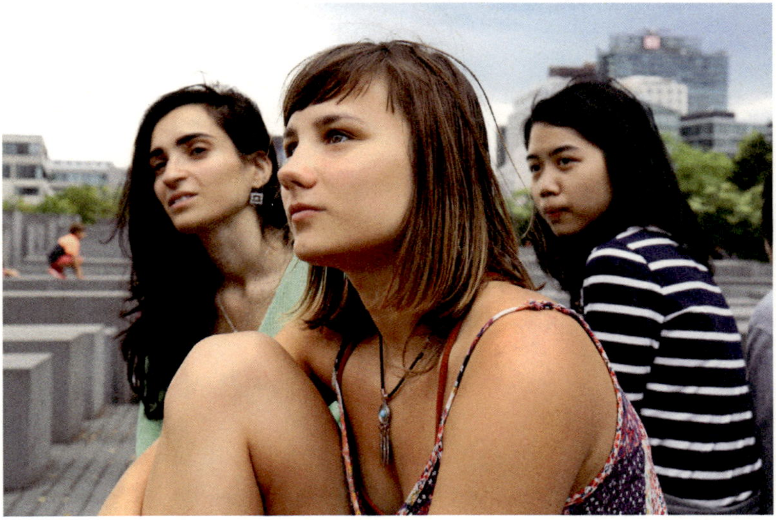

„Wir lernen, um die Welt zu verstehen. Wir lernen, um in der Welt zu arbeiten. Die Liebe der Menschen zueinander belebt alle Menschenarbeit. Christus ist der Lehrer der Menschenliebe" (GA 269). Verstehbarkeit, Handhabbarkeit, Sinnhaftigkeit: Kürzer kann man Salutogenese nicht charakterisieren.

Die Lebensvoraussetzungen, die das Kind für seine individuelle Entwicklung notwendig braucht, stehen in einem starken Kontrast zu dem, was die Alltagswelt der erwachsenen Menschen ausmacht. Hier liegt die Aufgabe der Pädagogik. Sie muss zwischen dem menschheitlichen Entwicklungsstand und der individuellen kindlichen Entwicklung vermitteln. Hierfür braucht das kleine Kind zunächst notwendig einen sozialen Raum, der ihm ermöglicht, seine eigene leiblich-seelische Entwicklung bestmöglich zu vollziehen. Hierfür muss es auch vor Auseinandersetzungen mit der Umwelt bewahrt werden, für die seine Kräfte noch nicht reif sind. Vieles im Umfeld von Kindern muss langsamer gehen, damit die Kinder teilhaben können am Leben der Erwachsenen in einer Art, die förderlich für sie ist. Es ist so gesehen in Familien und pädagogischen Einrichtungen ähnlich wie bei Schwangeren: Auch sie brauchen gesellschaftlichen Schutz, damit aus ihnen eine gedeihliche gesellschaftliche Zukunft in Form gesunden Nachwuchses entstehen kann. Dieser Ermöglichungsraum – man kann ihn den „pädagogischen Raum“ nennen – besitzt nun eine grundsätzliche Eigenschaft, dessen Urbild man in der Gebärmutter der Mutter und in den Fruchthüllen sehen kann. Innerhalb der Gebärmutter übernehmen die Fruchthüllen alle Funktionen so lange, wie der Fötus sie noch nicht selber entwickelt hat. Diese Hüllen bilden so gesehen einen selbstlosen Raum. Sie eröffnen nach eigenem Bedarf innerhalb des mütterlichen Organismus einen Bereich, in welchem die mütterlichen Vorgänge zurückgedrängt und für das werdende Kind stellvertretend Prozesse ausgeführt werden, die es selbst noch nicht übernehmen kann. Mit zunehmender Reifung greift dieser umhüllende Raum immer weniger ein, sodass der werdende Mensch seine Entwicklungstätigkeit zunehmend selbstständig ausführen kann. Die Fruchthülle des Menschen hält und nährt den Keim und lässt ihn dann zunehmend frei. Am Ende stirbt der von ihr gebildete Hüllraum, das Kind entlässt sich in die Selbstständigkeit und Freiheit. Wann was zeitlich angemessen ist, gestaltet die Sphäre des Kindes idealerweise selber. „Das Kind in Ehrfurcht aufnehmen / In Liebe erziehen / In Freiheit entlassen“ (Steiner, GA 269) sei das Motto hierfür.

Zum Autor: Dr. med. Till Reckert arbeitet in einer Pädiatrischen Gemeinschaftspraxis und ist stellvertretender baden-württembergischer Landesverbandsvorsitzender und Landespressesprecher im Berufsverband der Kinder- und Jugendärzte (bvkj)

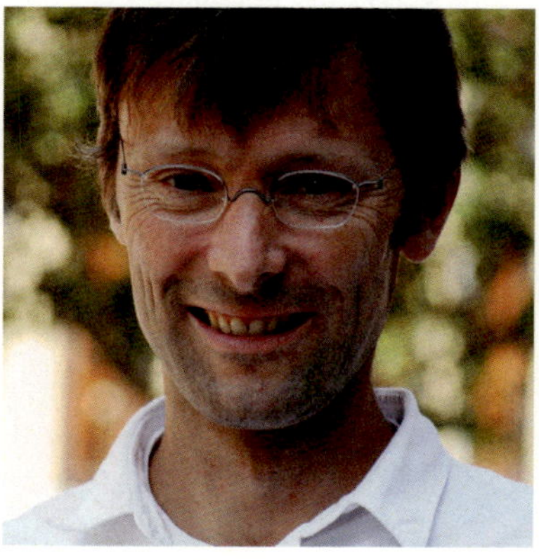

Literatur:
R. Steiner: Ritualtexte für die Feiern des freien christlichen Religionsunterrichtes, GA 269, Dornach 1997
R. Steiner: Mantrische Sprüche – Seelenübungen II, GA 268, Dornach 1999
R. Steiner: Die gesunde Entwicklung des Leiblich-Physischen als Grundlage der freien Entfaltung des Seelisch-Geistigen, GA 303, Dornach 2010

Foto: privat

An Hindernissen wachsen

von Melanie Reveriego

„Freuden sind Geschenke des Schicksals, die ihren Wert in der Gegenwart erweisen. Leiden dagegen sind Quellen der Erkenntnis, deren Bedeutung sich in der Zukunft zeigt." (Rudolf Steiner, 2005, S. 252)

Können Kinder, die es in ihrem Leben schwer hatten, trotzdem zu gesunden, mutvollen, ichstarken Persönlichkeiten heranreifen? – In der gegenwärtigen Zeit wird deutlich, dass tendenziell immer mehr Heranwachsende durch destruktives, aggressives oder delinquentes Verhalten auffallen, während andere völlig erschöpft sind, sich in sich zurückziehen, zu Depressionen, selbstverletzendem oder gar suizidalem Verhalten neigen. Zahlreiche Kinder und Jugendliche benötigen viel Kraft, Unterstützung und Hilfe, um mit Krisensituationen und Schicksalsbedingungen einen Umgang finden zu können.

Betrachtet man die Lebensgeschichten dieser Kinder und Jugendlichen, so zeigen sie oft sehr belastende, unverarbeitete, krisenhafte Extremstresssituationen, wie z.B. häusliche Gewalt, Verwahrlosung, Krankheit oder Verlust eines nahestehenden Familienangehörigen. Diese Erfahrungen wirken sich meist sehr negativ auf die Gesamtentwicklung des jungen Menschen, seine physische und psychische Gesundheit, sein Selbst- und Weltbild aus und belasten seine Lebenswelt nachhaltig. Manchmal genügen aber auch weniger dramatisch erscheinende Erlebnisse wie z.B. ein kleinerer Unfall, ein Arztbesuch oder der Tod des Zwergkaninchens. Das Vertrauen in die menschliche Umgebung, in die Welt und in sich selbst ist dann oft tiefgreifend erschüttert. Reaktionen wie Entsetzen, Ohnmachtsgefühle, Verlust von Sicherheit und mangelndes Selbstvertrauen stellen in diesem Zusammenhang bekannte Folgeerscheinungen dar.

In einer solchen Lebenslage ist es von großer Wichtigkeit, den Kindern und Jugendlichen von Neuem zu einem positiven Selbstbild zu verhelfen, sie ihre eigenen Stärken sowie ihre Selbstwirksamkeit wieder erfahren zu lassen.

Während Waldorfpädagogik als Regelpädagogik Kinder im Sinne einer primären Prävention für ihr Leben stark machen möchte, bietet die von Bernd Ruf entwickelte Notfallpädagogik Erste Hilfe für die Seele in und nach stark belastenden, traumatisierenden Situationen (Ruf 2018). Sie stellt eine sekundäre Prävention dar. Notfallpädagogik basiert auf Methoden der Waldorfpädagogik und anthroposophisch orientierten Therapieformen sowie auf den Erkenntnissen der Psychotraumatologie.

Die Waldorfpädagogik mit ihrer ganzheitlichen, auf den ganzen Menschen hin ausgerichteten heilenden und gesundenden Pädagogik bietet bei der Verarbeitung belastender Ereignisse eine geradezu ideale Hilfestellung. So ist doch auch die erste Waldorfschule in einer Zeit eröffnet worden, in der Rudolf Steiner die vom Ersten Weltkrieg und den Kriegsfolgen gezeichneten Kinderseelen unmittelbar vor Augen hatte (Selg 2010). Alles, was die kindliche Seele erlebt, äußert sich zunächst in körperlichen Reaktionen, prägt sich in den sich gerade ausgestaltenden Organismus ein. In der Zeit der Kindheit und Jugend werden die Dispositionen für spätere Gesundheit oder Krankheit entwickelt. Demenentsprechend ist eine der kindlichen Entwicklung gemäße Unterrichtung und Erziehung für einen gesunden Reifungsprozess von zentraler Bedeutung. Dies bildet eine wichtige Grundlage dafür, dass die Kinder und Jugendlichen ihre pränatalen Lebensmotive und persönlichen Ideale, mit denen sie hier auf die Erde gekommen sind, finden und zur Verwirklichung bringen können. Um diese Sinnfindung nach krisenhaften Entwicklungen anzuregen, können u.a. altersgemäße „Heilende Geschichten“ in Form von Märchen, Sagen, Legenden und Biografien oder die Durchführung von karitativen Projekten hilfreich sein.

Zu den wichtigen Entwicklungsaufgaben der Kindheit gehört die Ausbildung gesunder Organ- und Lebensrhythmen. Rhythmus und Lebenskräfte stehen in einem engen Zusammenhang. Grundsätzlich gibt es in der Natur keine Erscheinung des Lebens, die nicht von Rhythmen durchzogen wäre: „Rhythmisch wächst an der Pflanze ein Blatt nach dem andern; rhythmisch sind die Blumenblätter angeordnet, rhythmisch ist alles angeordnet. Rhythmisch tritt das Fieber ein bei einer Krankheit, flutet wieder ab; rhythmisch ist das ganze Leben“ (Steiner 1983, S. 295). Der gesunde Lebensrhythmus von Kindern und Jugendlichen, die schwierige, belastende oder sogar traumatische Erlebnisse erfahren mussten, ist häufig beeinträchtigt. Dies kann sich beispielsweise in Störungen in ihrem Schlaf- und Essverhalten zeigen. Aber auch ein gewöhnliches Erinnern- und Vergessen-Können gelingt ihnen nicht mehr so ohne Weiteres. So fällt es ihnen häufig schwer, neue Lerninhalte aufzunehmen und zu verinnerlichen. Am Abend haben diese Kinder und Jugendlichen wiederum oft Probleme, den Tag oder auch die quälenden Gedanken und Sorgen hinter sich zu lassen und gut einschlafen zu können. Sie benötigen entsprechende pädagogische Unterstützung. Ein strukturierter, rhythmisch gestalteter Schulalltag, der u.a. von einer Vielzahl an Ritualen durchzogen ist, bietet Kindern und Jugendlichen Halt, Sicherheit und Orientierung – insbesondere in schwierigen Lebenslagen. Die Waldorfpädagogik enthält viele solche Elemente, mit denen sie die Kinder stärken kann, und die geeignet sind, ihnen Resilienzkräfte für die Verarbeitung belastender Lebensereignisse mit auf den Weg zu geben.

Oft liegen die traumatisierenden, unverarbeiteten Erlebnisse jedoch bereits längere Zeit, manchmal viele Jahre zurück. Dann bedarf es

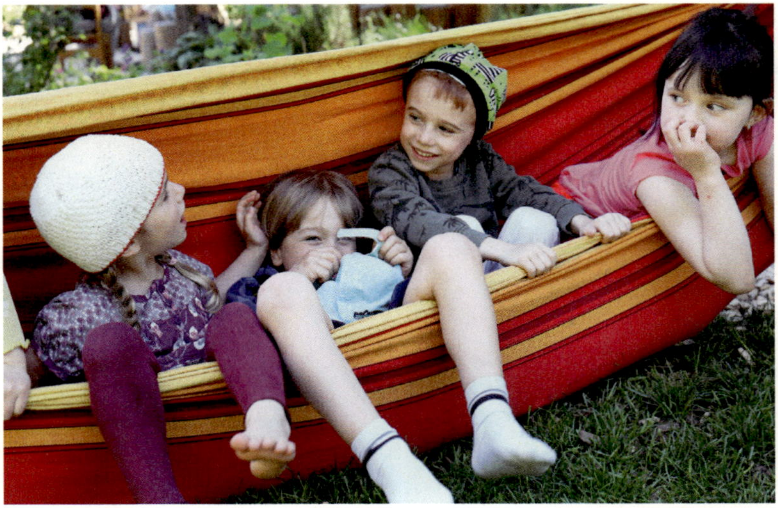

im Sinne einer tertiären Prävention über die notfallpädagogischen Interventionstechniken hinausgehender traumapädagogischer Methoden, Angebote und Strukturen, wie sie z.B. am Parzival-Zentrum in Karlsruhe praktiziert werden (Reveriego & Ruf 2013).
Muss ein Kind oder Jugendlicher ein akut belastendes Ereignis durchleben, bietet die Notfallpädagogik Unterstützung, um die Selbstheilungskräfte anzuregen und individuelle Ressourcen zu erschließen. Diese wiederum können zu einer erfolgreichen Entwicklung von Bewältigungsstrategien beitragen sowie Traumafolgestörungen entgegenwirken. Jedes Kind kann in sich Kräfte entwickeln, die es stärken und die es heilen kann.
Häufig fällt es Kindern und Jugendlichen nach belastenden Stresssituationen schwer über das Erlebte zu sprechen; ihnen hat es buchstäblich die Sprache verschlagen, ihre Emotionen sind wie Schock-gefroren. Singen, Musizieren, Aquarellmalen, Zeichnen oder Plastizieren stellen ebenso wie Tanz oder Eurythmie eine wichtige alternative Ausdrucks- und Bewältigungsmöglichkeiten dar, um das Unaussprechliche doch mitteilen und damit verarbeiten zu können. Zentrale Elemente der Waldorfpädagogik werden durch die Notfallpädagogik gezielt eingesetzt, um die betroffenen Kinder und Jugendlichen wieder zu sich selbst, in ihre Mitte zu bringen (Ruf 2019).
Alle diese unterstützenden, helfenden Angebote in Krisensituationen dienen gleichzeitig jedem Kind und Jugendlichen hinsichtlich der Gesunderhaltung oder der Gesundheitsförderung im Sinne der Salutogenese nach Aaron Antonovsky. Dies entspricht auch ganz dem Bild einer *„Schule als Ort gesunder Entwicklung"* wie dies u.a. Michaela Glöckler in ihrem gleichnamigen Buch ausführlich dargestellt hat (Glöckler 2020).
Es gehört zu den verbreiteten Vorurteilen, dass hohe biografisch frühkindliche Risiken in der weiteren Entwicklung zwangsläufig Fehlanpassungen nach sich ziehen würden. In der berühmten Kauai-Langzeitstudie zeigt die amerikanische Psychologin Emmy Werner, dass ein gesundes Gedeihen trotz widriger Umstände und vielfacher Entwicklungsrisiken möglich ist. Ihr besonderes Augenmerk galt den Vulnerabelsten unter ihnen. Etwa 30% der untersuchten Kinder zeigten psychosoziale Risiken durch ihre Umgebung in Form von Alkoholismus, Gewalt oder psychia-

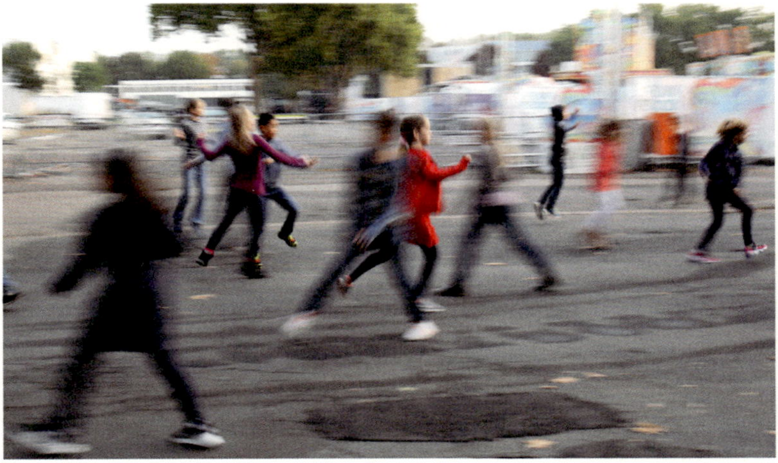

trische Erkrankungen der Eltern. Zwei Drittel dieser Gruppe fiel bereits im Alter von 10 Jahren durch Verhaltens- und Lernschwierigkeiten auf und war im Alter von 18 Jahren delinquent oder psychiatrisch auffällig. Wodurch konnte jedoch das übrige Drittel der Kinder zu kompetenten Erwachsenen entwickeln und die Schwierigkeiten überwinden? Emmy Werner fand auf Kauai die Antwort: „Die Kraft der bedingungslosen Akzeptanz eines jeden Kindes, besonders aber der Kinder in physischer und psychischer Not, durch wenigstens eine liebende Person trägt entschieden dazu bei (…) die tatsächlich trostlosen Lebenspfade in eine liebevolle, zuversichtliche und lebensbejahende Richtung“ (Grossmann 2009, S. 17) umzulenken.

Hindernisse im Leben bieten neben allen sie begleitenden tiefgreifenden und oft auch umfassenden Leiden Möglichkeiten und Chancen, an ihnen zu wachsen. Belastende Erfahrungen müssen nicht zwangsläufig zu langfristigen Schwierigkeiten innerhalb des biographischen Entwicklungsverlauf führen. Denn gelingt es, die gemachten Erfahrungen oder Erlebnisse positiv zu bearbeiten, eine möglicherweise entstandene Erstarrung zu lösen, Selbstheilungs- und Trauerprozesse in Gang zu bringen, das erfahrene Schicksal in die eigene Biografie zu integrieren, dann kann der Heranwachsende schlussendlich im Idealfall sogar zu einer Persönlichkeitsstärkung bzw. einer Persönlichkeitsreifung kommen. „Im Erfüllen von Sinn verwirklicht der Mensch sich selbst. Erfüllen wir nun den Sinn von Leiden, so verwirklichen wir das Menschlichste im Menschen, wir reifen, wir wachsen, wir wachsen über uns selbst hinaus" (Frankl 2008, S. 160). Die in diesem Zusammenhang erworbenen Bewältigungsstrategien können im weiteren Leben den Umgang mit kommenden schwierigen Situationen dann sogar erleichtern. Man kann an Hindernissen wachsen, Krisen können zu Chancen werden! (Welter-Enderlin 2008)

Literatur:

A. Antonovsky (1997): Salutogenese. Zur Entmystifizierung der Gesundheit. Tübingen

V.E. Frankl (2008): Der Mensch vor der Frage nach dem Sinn. München

M. Glöckler (2020): Schule als Ort gesunder Entwicklung. Stuttgart

K.E. Grossmann (2009): Emmy Werner: Engagement für ein Lebenswerk zum Verständnis menschlicher Entwicklung über den Lebenslauf. In: K. H. Brisch, T. Hellbrügge (Hrsg.): Bindung und Trauma. Risiken und Schutzfaktoren für die Entwicklung von Kindern. Stuttgart

M. Reveriego, B. Ruf (2013): Wenn Kinder aus dem Rahmen fallen. Traumaorientierte Intensivpädagogik. In: G. Kaschubowski, T. Maschke, (Hrsg.): Anthroposophische Heilpädagogik in der Schule. Stuttgart

B. Ruf (2018): Trümmer und Traumata. Anthroposophische Grundlagen notfallpädagogischer Einsätze. Arlesheim

B. Ruf (2019) (Hrsg.): Trauma. Zeitschrift für Psychotraumatologie und ihre Anwendungen. Schwerpunkt: Notfallpädagogik. Jg. 17/2019, H 3

P. Selg (2010): Der Geistige Kern der Waldorfschule. Arlesheim

R. Steiner (2005): Wahrspruchworte, GA 40, Dornach

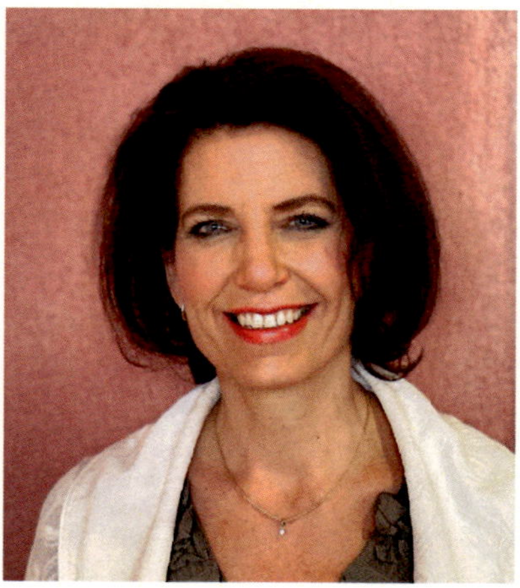

R. Steiner (1983): Die Polarität von Dauer und Entwickelung im Menschenleben, GA 184, Dornach

R. Welter-Enderlin, B. Hildenbrand (2008) (Hrsg.): Resilienz – Gedeihen trotz widriger Umstände. Heidelberg

Zur Autorin: Melanie Reveriego ist Sonderschulpädagogin mit Schwerpunkt traumatisierte Kinder und Jugendliche sowie Waldorfschullehrerin an heilpädagogischen Schulen. Gründungslehrerin und Schulleiterin am Parzival-Zentrum Karlsruhe.

Foto: Freunde der Erziehungskunst

Selbstgestaltungspotenziale wecken

Gedanken zur Schulsozialarbeit

von Ann-Katrin Schulzen

Schulsozialarbeit versteht sich im Sinne der psychosozialen Gesundheit als beratende und vermittelnde Instanz in der Lebenswelt Schule. Sie ist dem Schulbetrieb im Rahmen der Kinder- und Jugendhilfe nach § 16 SGB VIII als ebenbürtige Kooperationspartnerin zur Seite gestellt.
Ihr Schwerpunkt liegt in der direkten Arbeit mit den Schülerinnen und Schülern. Bei Auffälligkeiten, die einer gesunden Entwicklung im Wege stehen, kann sie Hilfe leisten. Hierfür bedient sie sich ihres breit aufgestellten kommunikativen und methodischen Anwendungswissens. Hilfen zur Selbsthilfe mit dem Ziel der Stärkung und Erweiterung des jeweils individuellen Potenzials der Schülerinnen und Schüler stehen dabei im Vordergrund. Dies gilt sowohl für akute Krisensituationen als auch für längerfristige Begleitprozesse. Grundsätzlich ist das Angebot der Schulsozialarbeit ein freiwilliges und unterliegt der Schweigepflicht. Eltern und nahestehende Personen werden bei Bedarf in die Zusammenarbeit ebenso eingebunden wie Lehrkräfte. Sind finanzielle Hilfen oder andere Unterstützung notwendig, vermittelt Schulsozialarbeit an entsprechende Institutionen und Fachkräfte, wie beispielsweise Ämter, Therapeuten oder Jugendfreizeiteinrichtungen.
Ein besonderer Schwerpunkt der Schulsozialarbeit liegt in der Aufdeckung von Kindeswohlgefährdung nach § 8a SGB VIII. In solch einem Fall wird auch das Jugendamt zu einem Kooperationspartner und übernimmt die Fallverantwortung.
Schulsozialarbeit bietet darüber hinaus spezifische Lerneinheiten für Schülerinnen und Schüler an. Themen hierfür können Gewalt- oder Suchprävention, der Umgang mit digitalen Medien oder Gesundheits-

förderung sein. Zu ähnlichen Inhalten kann Schulsozialarbeit Fortbildungen für Lehrkräfte und Eltern organisieren. An manchen Schulen ist es ihr möglich, sich an der Schulentwicklung zu beteiligen. Hier kann sie Risiken und Chancen des Systems Schule aus sozialpädagogischer Sicht aufzeigen und entsprechend gesundheitsförderliche Strukturen mitgestalten.
Ursprünglich entwickelte sich Schulsozialarbeit in den 1980er Jahren aus der Notwendigkeit heraus, an sogenannten Brennpunkt-Schulen Kindern und Jugendlichen mit herausforderndem Verhalten fachkompetente Hilfe an die Seite zu stellen. Im Laufe der Zeit formte sich ein eigenständiger Berufszweig heraus. Üblicherweise bedarf es eines sozialpädagogischen oder vergleichbaren Studiums für die Ausübung der Tätigkeit. Doch bis heute gibt es deutschlandweit kaum einheitliche Richtlinien. Mancherorts finden sich Arbeitsgruppen zusammen, um zumindest regional gültige Qualitätsstandards festzulegen.
Nun blicke ich auf zwei Jahre Tätigkeit als Lehrkraft und eine siebenjährige Beschäftigung als Schulsozialarbeiterin an verschiedenen staatlichen Schulen zurück. Ob Förder- oder Werkrealschule, Gymnasium, Grund- oder Gemeinschaftsschule, überall finde ich Gelingendes. Und doch: Das weniger Gelingende, das sogar Entmutigende oder Zermürbende scheint mir noch präsenter zu sein. Allzu viele hörbare und verstummte Hilferufe von Kindern und Jugendlichen erreichen mich. Wie sind sie zu verstehen?
Wohl kaum könnte ich mir des Leids der Kinder bewusst sein, wenn ich nicht das Bild eines gesunden, lebensfrohen Menschen in mir trüge. Doch die Schülerinnen und Schüler, denen ich begegne, entsprechen beim näheren Hinsehen diesem glücklichen Bild in der Regel nicht – es sei denn, sie befinden sich noch in den ersten Grundschulklassen. Und selbst bei den Allerjüngsten zeigen sich auffällig viele Nöte.

Feste Lehrpläne, kaum Gestaltungsspielräume

Die größten Herausforderungen des Schulalltags sehe ich darin, dass sich alle Lehrenden und Lernenden an feste Lehrpläne, räumliche und eng getaktete zeitliche Strukturen sowie an einheitliche institutionelle Regeln zu halten haben. So klagen Lehrkräfte über zu knappe Ge-

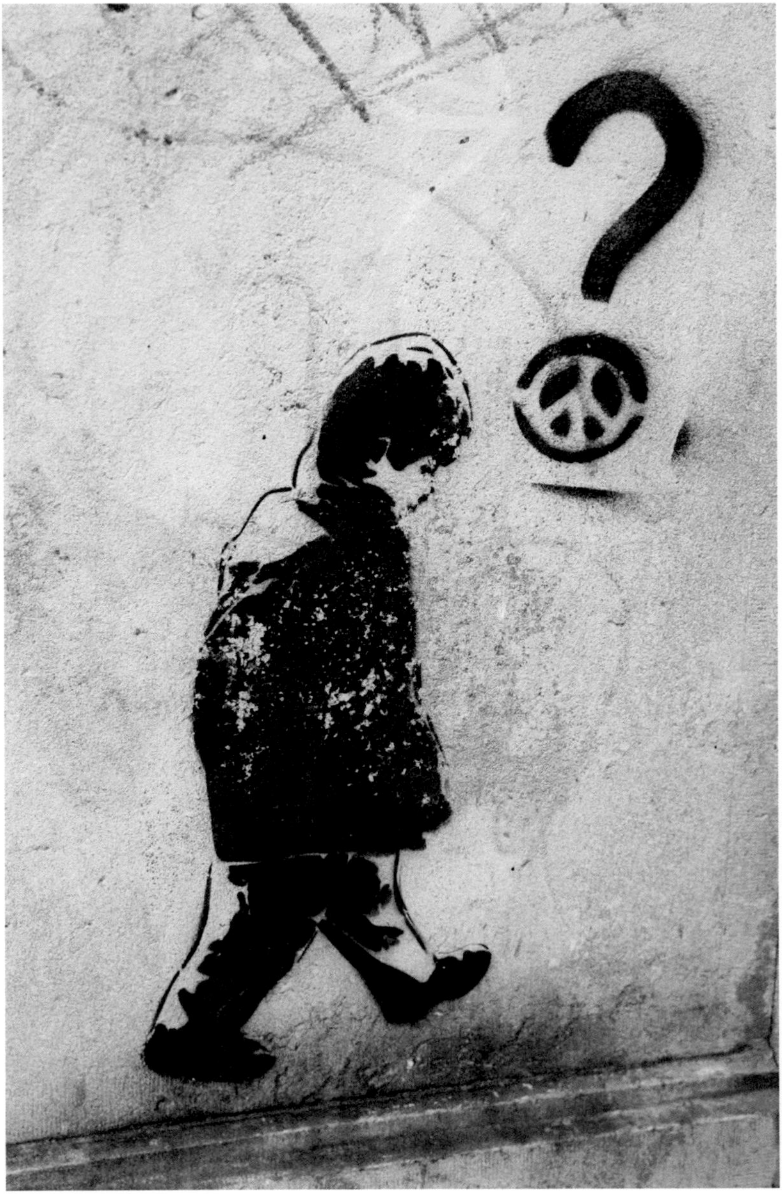

staltungsspielräume und fehlende Ruhephasen. Dem hohen Bedarf an Bewegungs- und Selbstwirksamkeitserfahrungen der Kinder kann selten gebührend entsprochen werden. An vielen Schulen finden ergänzend zum Vormittagsunterricht weitere Unterrichtseinheiten am Nachmittag statt. Hausaufgaben und Übungszeiten, die sich bis in das Wochenende hineinziehen können, sind an vielen Schulen Pflicht. Einige Kinder rebellieren, andere lernen ihre gesunden Impulse mit zunehmender Selbstverständlichkeit zu unterdrücken. Konfrontiert mit den Launen des Kindes und den Erwartungen der Schule, fühlen sich viele Mütter und Väter neben Berufsalltag und Haushalt schlichtweg überfordert. Sie berichten mir von Ohnmachtsgefühlen, Streitereien und Selbstvorwürfen. Andererseits können besondere familiäre Herausforderungen selten im schulischen Geschehen aufgefangen werden. Schülerinnen und Schüler stehen dauerhaft in einem Spannungsfeld zwischen Schule und Familie. Externe Hilfen wie therapeutische Angebote sind wichtig und hilfreich, doch insgesamt nicht ausreichend. Gewalt, Depressionen und Suchtverhalten häufen sich, die Anzahl der Krankmeldungen und auch die der Schulverweigerer steigt zunehmend.

Eine vierköpfige Gruppe von Neunt- und Zehntklässlerinnen hielt sich kürzlich in meinem Büro auf. Ginny klagte über anhaltendes Bauchweh. Sie könne sich deswegen nicht auf den Unterricht konzentrieren. Die Mutter hätte sie dazu gedrängt, trotz ihrer Beschwerden die Schule zu besuchen. So beriet ich sie zum Thema Selbstfürsorge, woraufhin ihre Mitschülerin Sophie einwarf: „Wenn ich für mich Selbstfürsorge betreiben würde, dann bestünde sie darin, dass ich mich vom Hochhaus stürzte." Ich weiß, dass sie das nicht aus Spaß sagte. Sie ist eine von mehreren Mädchen und Jungs an der Schule, die sich immer wieder selbstverletzend ritzen. Sophie erlebte bereits mehrere Schulwechsel und einen Aufenthalt in einer psychiatrischen Klinik. Die Vielfalt der Herausforderungen, mit denen sie, Ginny und ihre Altersgenossen konfrontiert sind, möchte ich hier nicht weiter ausführen. Doch in diesem Gespräch mischten sich deutlich familiäre und schulische Herausforderungen. Als Schulsozialarbeiterin bin ich dankbar für das Vertrauen, das mir die Jugendlichen entgegenbringen. Ich erfahre von ihrer Not, ihrer Verzweiflung, ihren Mühen. So können wir im Weiteren damit arbeiten.

Tod, Angst, Schuld, Scham, Hass ebenso wie Liebe, Selbstvertrauen, Zuversicht, Zukunft und Sinngebung, das sind Themen, für die sich die Schülerinnen und Schüler interessieren. Sie möchten sich in den anderen erkennen und sie möchten spüren, dass sie mit ihren Nöten nicht allein dastehen. Wenn dies von schulischer Seite aus nicht geleistet werden kann, dann bleibt noch der Weg zur Schulsozialarbeit. Doch mir steht nur wenig Zeit zur Verfügung. Um so präsenter wende ich mich den Schülerinnen und Schülern zu, denn der Bedarf an Hilfe wächst. Es scheint mir, dass jeder Moment, in dem sich die Schülerinnen und Schüler wohlwollend gesehen fühlen, heilend wirkt. Wenn Ängste, Wut und Unsicherheiten im Raum stehen, dann braucht es eine Orientierung durch jemanden, der stabil und gelassen, empathisch, authentisch und weitsichtig seine Präsenz anbietet. Nun kann ein Prozess einsetzen, der dazu einlädt, eine beängstigende, kränkende, verwirrende Welt in eine überschaubare, eine auch gute und gestaltbare zu wandeln.

Potenziale der Kinder, Hilfen der Schule

Gibt es Kinder, die tatsächlich unberührt von all dem ihre Schullaufbahn meistern? Über welches Potenzial müssen sie verfügen, welche Kompetenzen müssen sie haben? Und auch: Welche Entwicklungschancen stecken in den Krisen, die die jungen Menschen durchleben?

Sophie ist Kämpferin. Sie hat sich eine ausgeprägte sprachliche Schlagfertigkeit angeeignet. Trotz aller innerer Unsicherheit kann ihr niemand etwas vormachen. Und das weiß sie auch sehr klar zu äußern! Wie könnte Schule ihr helfen?

Ebenso wie mich das Bild eines gesunden, lebensfrohen Menschen leitet, brauche ich auch Bilder und Vorstellungen von Schule im Sinne eines heilsamen Lernortes. Skizzenhaft sehe ich Schule

- als ein spannendes Erprobungsfeld gestalterischer Möglichkeiten und des Voneinander-Lernens durch alle Altersgruppen hindurch,
- als ein Zentrum der Sprach- und Kommunikationskultur, geprägt von Achtsamkeit, in der Fragen wie Antworten gleich welcher Art, als wertvolle Geschenke geachtet werden,

- als einen Ort, an dem junge Menschen in ihrem Wesen ganzheitlich und in ihrer Individualität alters- und entwicklungsgerecht gefördert werden,
- als eine Stätte, die Erfahrungsfelder für alle Sinne bietet, die auch Wald und Wiesen als Räume des Lernens und Gedeihens mit einbezieht,
- als eine Einrichtung mit klarer Orientierung durch Rhythmen und Rituale, die dem Entwicklungsstand der Kinder entspricht,
- als ein Haus, in dem Fachkräfte aus lebensnahen Fachwissenschaften Medizin, Landwirtschaft, Handwerk, Weisheitslehre und Sozialpädagogik zusammenkommen, um junge Menschen darin zu fördern, ihr Potenzial zu entwickeln und um sie zur konstruktiven, selbstverantwortlichen und leidenschaftlichen Gestaltung ihrer Lebenswelt zu befähigen.

Es ist nicht die Aufgabe der Schulsozialarbeit, die Voraussetzungen für oben Genanntes zu schaffen, doch sie kann sich daran orientieren. Sie kann herausarbeiten, was bereits am Gelingen ist und daran anknüpfend inspirieren und motivieren. Ebenso erkennt sie drohende Gefahren im schulischen oder gesellschaftlichen Geschehen und kann entsprechend beraten oder praktische Hilfestellung leisten. Beispielhaft können wir aktuell einen mitunter übermäßigen Konsum digitaler Medien oder die umstrittenen Maßnahmen im Zusammenhang mit der Corona-Krise nennen. Darüber hinaus kann Schulsozialarbeit Projekte anstoßen, die potenziell alle am Schulleben Beteiligten in das Gefühl der Selbstwirksamkeit und Lebensfreude bringen. Gemeinsames Theaterspiel, Tanz, Musizieren oder Handwerkliches bieten sich hierfür gut an. Solche Projekte lassen sich auch gut für Gemeinwesenarbeit nutzen.
Einmal weitergedacht: Im Sich-Verwandeln eines Menschen verwandelt sich auch sein Umfeld. Alles wirkt in- und aufeinander. Das Konstrukt Schule ächzt und stöhnt unter der Last alter bürokratischer Strukturen, mit seiner strikten Stoffvermittlung und hohen Anpassungserwartung. Doch der Mensch kann lernen, sich weniger mit dem zu befassen, ***was*** gerade geschieht, und sich statt dessen darauf fokussieren, ***wie*** er mit dem umgeht, was geschieht. Denn hierauf hat er unbedingt Einfluss.

Hierin liegt auch unter ungünstigsten Bedingungen sein Selbstgestaltungspotenzial.
Als Schulsozialarbeiterin gehe ich beispielhaft mit einer freundlich-wohlwollenden Stimmung voran, die sich in meiner ganzen leiblichen Präsenz zeigen darf. Könnte es uns in der Schule und auch als Eltern und Gesellschaft zunehmend gelingen, mit Herz, Verstand und Tatkraft am „Wie" zu arbeiten? Und noch weiter gefragt und gewagt: Was braucht es, um überholte und ungünstige Strukturen tatsächlich hinter uns zu lassen und lebensfreundliche zu verwirklichen? Was braucht es, um es Erwachsenen zu ermöglichen, ihr volles Potenzial und ihre Leidenschaft als integre Lernbegleiter mit Freude zu leben? Und wie können wir Kindern ein ihrem Wesen gemäßes, gesundes Aufwachsen ermöglichen?

Link:
https://www.rhein-neckar-kreis.de/site/Rhein-Neckar-Kreis-2016/get/documents_E-856863670/rhein-neckar-kreis/Daten/Formulare%20Schulsozialarbeit/Handbuch_Qualitaetsstandards_Schulsozialarbeit.pdf

Zur Autorin:
Ann-Katrin Schulzen ist Sozialpädagogin und Heilerzieherin und arbeitet als Schulsozialarbeiterin an einer Gemeinschaftsschule im Kraichgau.

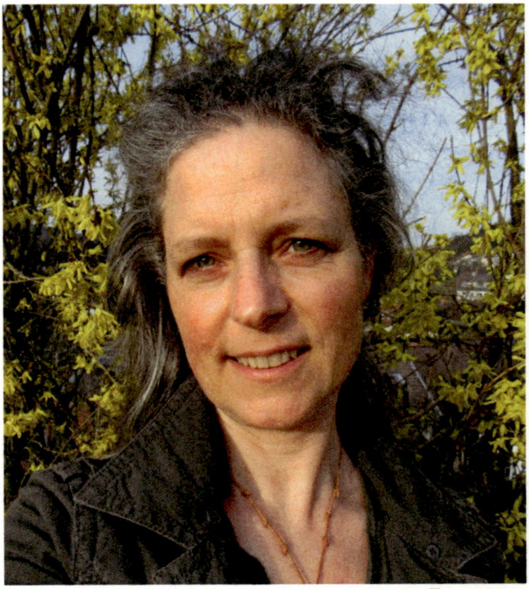

Foto: privat

Die Lehrergesundheit im Blick

von Britta Buchholz

Die Herausforderungen an die Tätigkeit von Lehrerinnen und Lehrern sind sehr vielschichtig. Die Arbeit mit den Schüler:innen, mit Kolleg:innen und einer zunehmend präsenten Elternschaft ist ein wahres Spannungsfeld! Seit März 2020 hat sich der Schulalltag durch die pandemische Situation grundlegend geändert, viele zusätzliche Auflagen und besondere Maßnahmen sind unterzubringen. Immer mehr Lehrerinnen und Lehrer leiden an Erschöpfungssymptomen, fühlen sich ausgebrannt oder fallen sogar längerfristig mit einem Burn-out ganz aus. Menschen mit besonders hoher Identifikation mit ihrer Aufgabe, ihrem Beruf und mit hohen Erwartungen an sich selbst sind besonders Burn-out-gefährdet und kommen häufig aus helfenden, pädagogischen und sozialen Berufen.

Krisen treten plötzlich auf oder bahnen sich über einen längeren Zeitraum an. Wichtig ist, den Handlungsbedarf zu erkennen. Unzufriedenheit, emotionale Unausgeglichenheit, Verunsicherung, Gefühlsausbrüche oder aber sozialer Rückzug und Isolation können Vorboten sein. Häufig zeigen sich körperliche Symptome wie wiederkehrende Kopfschmerzen und Infekte, Schwindel, Rückenschmerzen, Magen- und Verdauungsstörungen und Schlafstörungen. Auch die Psyche gibt Hinweise auf Störungen des Gleichgewichts – das Umfeld geht zunehmend auf die Nerven, Konflikte häufen sich, Nervosität und Reizbarkeit nehmen zu, Vergesslichkeit, Erschöpfung und Angstgefühle zeigen sich. Dies alles sind Zeichen einer fortschreitenden Überforderung. Wenn der Körper Signale gibt, besteht Handlungsbedarf!

Das Zuspruchsprinzip

Wer kann Sie jetzt unterstützen? Ob Partner:in, Kolleg:in, behandelnde/r Ärztin oder Arzt, Freund:in – das Wichtigste ist, ins Gespräch zu gehen, das Befinden zu teilen und nach Unterstützungsmöglichkeiten zu fragen.

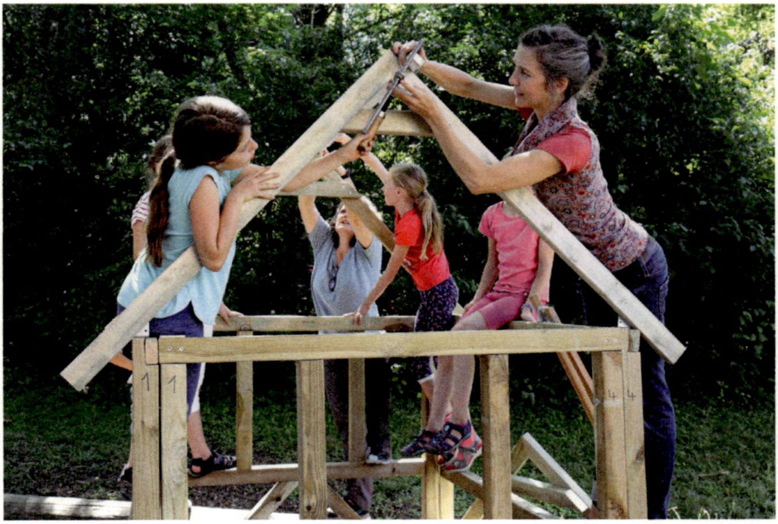

Die Hannoverschen Kassen haben dieses Thema erkannt. Als Selbsthilfeeinrichtung der Waldorfschulen wurden sie im Jahr 1985 gegründet und haben mittlerweile über 500 Mitgliedseinrichtungen im Versicherungsverein auf Gegenseitigkeit (VVaG) mit mehr als 11.000 Versicherten aus den Bereichen Freie Schulen, Pflegeeinrichtungen, ökologische Landwirtschaft, gemeinnützige Institutionen u.a. Die Hannoverschen Kassen haben es sich zur Aufgabe gemacht, für eine auskömmliche und nachhaltige Rente im Alter zu sorgen. Die Versichertengelder werden ausschließlich unter nachhaltigen Gesichtspunkten und unter klaren Ausschlusskriterien (z.B. Kinderarbeit, Atomkraft, Waffen) u.a. in Bezug auf die Lebensfelder der Versicherten, z.B. in gemeinschaftliche Wohnprojekte, angelegt.
Neben den Angeboten der Betrieblichen Altersvorsorge gibt es die Solidarangebote. Mitarbeitende, die über ihren Arbeitgeber Mitglied im Sozialfonds der Hannoverschen Solidarwerkstatt e.V. sind, können präventive oder rehabilitierende Maßnahmen zur Erhaltung oder Wiederherstellung ihrer Gesundheit beantragen. Der Sozialfonds berät Einzelpersonen und Mitgliedseinrichtungen und arbeitet eng mit einem Netzwerk von Rehabilitationseinrichtungen und ambulanten

Therapeuten zusammen und entwickelt präventive Bildungsangebote, wie z.B. ein fünftägiges Intensivseminar zur Burnout-Prävention. Die Solidargemeinschaft aller Einrichtungen, die Mitglied im Sozialfonds sind, stellt die Mittel zur Verfügung, aus denen freiwillig – und ohne Rechtsanspruch – Maßnahmen vergeben werden können. Dieses freiwillige „Zuspruchsprinzip“ ist das Besondere des Sozialfonds und drückt das zutiefst Solidarische aus. Es funktioniert natürlich nur, wenn ausreichend Mittel im Topf zur Verfügung stehen, um Mitgliedseinrichtungen und deren Mitgliedern, die Hilfe benötigen, diese auch möglichst schnell und unbürokratisch zukommen zu lassen. Die Aufgaben des Sozialfonds erstrecken sich aber auf mehr als die Vergabe von Einzelmaßnahmen. Die Hannoversche Solidarwerkstatt fördert über den Sozialfonds gezielt Projekte, die für die Mitarbeitenden der Einrichtungen einen gesundheitsfördernden Aspekt haben und in die Zukunft gerichtet sind. Genannt seien beispielhaft In-House Seminare zu den Themen Burn-out, zur Stärkung der Resilienz, Maßnahmen zum Team Building und vieles mehr. Projektthemen können nach Bedarf der Mitgliedseinrichtungen entwickelt werden.
So wird Solidarität und Nachhaltigkeit in unterschiedlichen Facetten erlebbar.

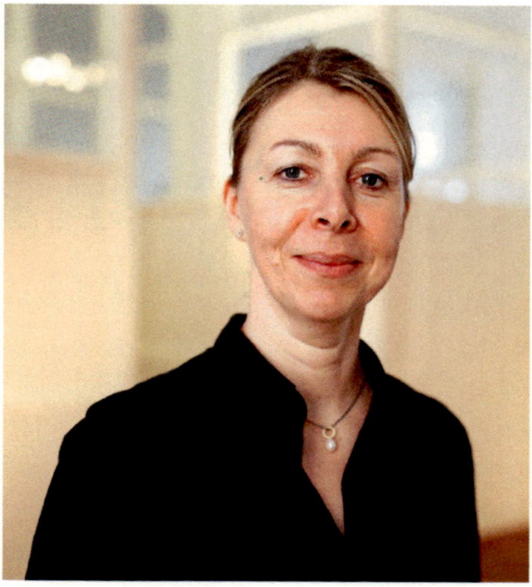

Zur Autorin:
Britta Buchholz arbeitet bei den Hannoverschen Kassen in den Bereichen Krankenbeihilfe / Sozialfonds / Solidarfonds

Eugen Kolisko – Pionier für den Paradigmenwechsel im Bildungswesen

von Michaela Glöckler

Ein Paradigmenwechsel ist gefragt

Schule als Ort der Disziplinierung und Wissensvermittlung steht schon lange in der Kritik. In den 1960er Jahren waren es der ansteigende Drogenkonsum unter den Schülerinnen und Schülern sowie das Auftreten neuer Formen von Gewalt, Mobbing und Brutalität an Schulen, die für Schlagzeilen sorgten. Auch auf Seiten der Kinder-und Jugendärzte wurden immer wieder Stimmen laut, inwiefern Schule krank macht und eines grundlegenden Wandels bedarf. So wurde beispielsweise 1995 von der damaligen Pressesprecherin der baden-württembergischen Kinderärzte, Dorothea Bogner, gefordert, dass für jede Schule die Stelle eines hauptamtlichen Schularztes zu schaffen sei. Auch die Weltgesundheitsorganisation (WHO) unternahm große Anstrengungen, um ein „Netzwerk gesundheitsfördernder Schulen" auf den Weg zu bringen. Ein Modellversuch dazu wurde in Deutschland an 29 Schulen aus 15 Bundesländern in den Jahren 1994 bis 1997 durchgeführt.

Große Krankenkassen wie die AOK haben ebenfalls Initiativen für Beratung und Unterstützung gestartet. Auf ihrer Website ist zu lesen: „Zwischen Lebensbedingungen, Gesundheit und Bildungserfolg besteht ein enger, wissenschaftlich belegter Zusammenhang. Deshalb sollten Gesundheitsförderung und Prävention fest in den Schulalltag integriert werden." Die AOK PLUS unterstützt Schulen in der gesundheitsfördernden Gestaltung ihrer Schulentwicklung. Als Ziel wird definiert: „... nachhaltig gesundes Lebensumfeld für alle Beteiligten in der Schule, Rahmenbedingungen für eine hohe Qualität in der Erfüllung

des Bildungs- und Erziehungsauftrages. Gesundheitsförderung schafft ein gesundes Lernumfeld, positives Schulklima und eine höhere Schulfreude für Lehrer und für Schüler. Das Programm ist bedarfsorientiert. Sie bestimmen, was Sie für Ihre Schule daraus schöpfen. Sie profitieren von den Erfahrungen anderer. Die Wirkung ist nachhaltig." (aok.de)
In der Sendung Campus und Karriere des Deutschlandfunk vom 5. Februar 2022 wurde über das Thema „Lehrer am Limit" debattiert: Die Klassen sind zu groß, viele Kinder haben Migrationshintergrund und sind sprachlich und sozial unzureichend integriert, dann das Begabungsgefälle, die Inklusion von Kindern mit besonderem Unterstützungsbedarf – und dazu eine Ausbildungskultur für die pädagogischen Fachleute, die keine sozialtherapeutischen Fähigkeiten vermittelt bekommen, geschweige denn vertiefte entwicklungspsychologische Kenntnisse. In Bayern seien bereits 1000 Stellen geschaffen worden für Sozialpädagogen an Grundschulen – nicht jedoch an Gymnasien, wo dies genauso notwendig wäre. Sozialpädagogen, Förderlehrer und Schulpsychologen können die Lehrkräfte vielfach entlasten – der Ruf nach multiprofessioneller Zusammenarbeit im pädagogischen Bereich ist schon seit Jahrzehnten immer wieder laut geworden – so wie jetzt

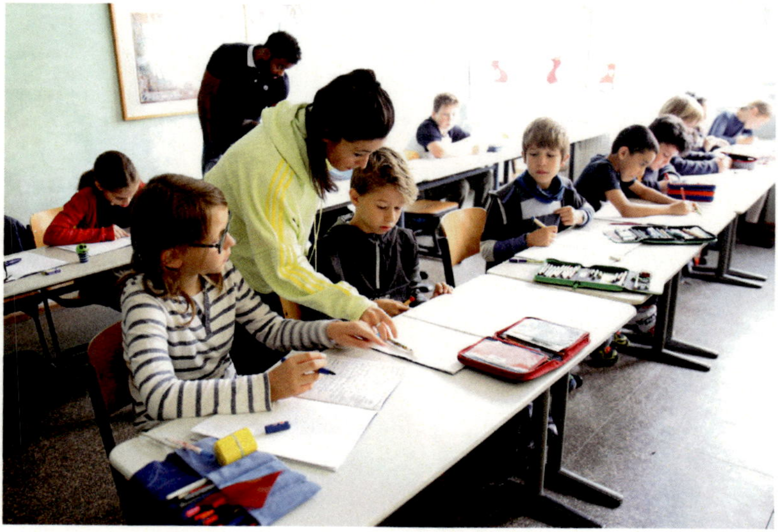

auch wieder im Kontext der Corona-Pandemie, wo insbesondere die psychischen Folgeschäden bei Kindern und Jugendlichen im Vordergrund stehen (vgl. zeit.de, 09.02.2022).

Was die hier genannten Initiativen und Appelle gemeinsam haben, ist, dass sie auf Missstände aufmerksam machen und Erfolg versprechende Maßnahmen einfordern. Was jedoch (noch) fehlt, ist eine grundsätzliche Neuorientierung des gesamten Kita-, Kindergarten- und Schulwesens, d.h. ein Paradimenwechsel. Muss es nicht vornehmstes Bildungsziel sein, die körperliche, seelische und geistige Gesundheit der Kinder und Jugendlichen zu fördern? Und wie wären Methodik und Didaktik zu handhaben, dass sie diese Zielsetzung unterstützen? Wie dies aussehen könnte, darauf haben prominente Kinderärzte wie Remo Largo (2019, 2020) und Familientherapeuten wie Jesper Juul (2013, 2019) schon lange hingewiesen. Inzwischen sind es auch Neurowissenschaftler wie Gerald Hüther (2018) und Joachim Bauer (2008), die dies eindringlich fordern und ihre teils harsche Kritik am gegenwärtigen Schulsystem nicht mehr zurückhalten. Ihre Kernforderung ist: Weg vom „Fordern" hin zum „Fördern", weg von der Außensteuerung durch Lob, Tadel, Test und Zensur hin zum Mut machen, auf die eigenen Fähigkeiten zu vertrauen und aus Fehlern zu lernen.

Diesen Ansatz aber verfolgte bereits die von Emil Molt (1876 – 1936) und Rudolf Steiner (1861 – 1925) 1919 begründete erste Waldorfschule – gemäß dem Motto: „Jede Erziehung ist Selbsterziehung, und wir sind eigentlich als Lehrer und Erzieher nur die Umgebung des sich selbst erziehenden Kindes" (Steiner 1989, S. 131). Die weltweite Ausbreitung dieses Schultyps nach 1946 – die Waldorfschulen waren ja im Nazideutschland verboten – hat gezeigt, dass sich dieser Ansatz als gesundheitsfördernd und nachahmenswert erwiesen hat (Göbel 2019). Auch wenn es selbstverständlich nicht leicht ist, dem damit gesetzten Anspruch in Ausbildung und Unterrichtspraxis gerecht zu werden, gibt es inzwischen auch empirische Hinweise auf die gesundheitsfördernde Wirkung dieser Pädagogik durch wissenschaftliche Studien (Alfvén 2006, Büssing 2007, Marti 2009, Andel 2011). Auch die heilsamen Erfahrungen der Notfallpädagogik für traumatisierte Kinder in Krisengebieten und während der Coronapandemie haben dies gezeigt (Ruf 2012, 2019).

Erziehung als Präventivmedizin

Erziehung als primäre Prävention anzusehen, ist Grundmotiv der Waldorfpädagogik. Dem liegt die Idee zugrunde, dass die Förderung einer gesunden körperlichen und seelischen Entwicklung auch die besten Vo-

sant ist dabei, dass dieser Gedanke vor allem Eltern intuitiv nahe liegt – denn die Verbreitung der Waldorfpädagogik geht in aller Regel auf die Initiative von Eltern zurück. Sie sind es, die nach einer entwicklungsgerechten Pädagogik für ihre Kinder suchen, oft unter dem Eindruck negativer Erfahrungen aus ihrer eigenen Schulzeit. Sie gründen einen Schulverein machen sich auf die Suche nach Gesinnungsgenossen, nach Fachberatung und kompetenten Lehrkräften. Auch die allererste Schulgründung in Stuttgart ging auf die Fragen von Eltern zurück, die in der Waldorf Astoria-Zigarettenfabrik arbeiteten, worauf der Chef, Emil Molt, Rudolf Steiner um Hilfe bat (Esterl 2006). Als die Schule im September 1919 mit 257 Kindern begann, dauerte es nur ein Jahr, bis auch der geeignete erste Schularzt gefunden wurde. Eugen Kolisko (1893 – 1939) war voll im Lehrkörper integriert – auch mit Unterrichtsstunden in Chemie, Anthropologie, Erste Hilfe und Vertretungen (Husemann 1989). Er ergänzte das Unterstützungsteam für die Lehrerschaft, das aus dem Förderpädagogen Karl Schuberth (1889 – 1949), der Bewegungstherapeutin und Heileurythmistin Elisabeth Baumann (1895 – 1947) und Marie Steiner (1867 – 1948), die die Lehrerschaft in Sprachförderung unterwies, bestand. Die Zusammenarbeit war bestens, weil auch die Pädagogen und Pädagoginnen hochmotiviert waren, den individuellen Entwicklungsbedürfnissen ihrer Schüler zu entsprechen. Das Rüstzeug dafür hatten sie im August 1919 in einem Intensivkurs bekommen, gefolgt von Beratungen und Konferenzen mit Rudolf Steiner. Zu den Aufgaben des Schularztes Eugen Koliskos gehörte es, im Unterricht zu hospitieren, die Lehrer-Schüler-Beziehung sowie die Wirkung der Lehrinhalte zu beobachten und die Konferenzarbeit durch seine Erfahrungen und Beobachtungen zu bereichern. So wundert es nicht, dass die sogenannte Kinderbetrachtung – auch unter Einbezug der Eltern – das therapeutische Fundament der pädagogischen Arbeit wurde. Rudolf Steiner sagte dazu: „Daher bildet die Beobachtung, die physiologische

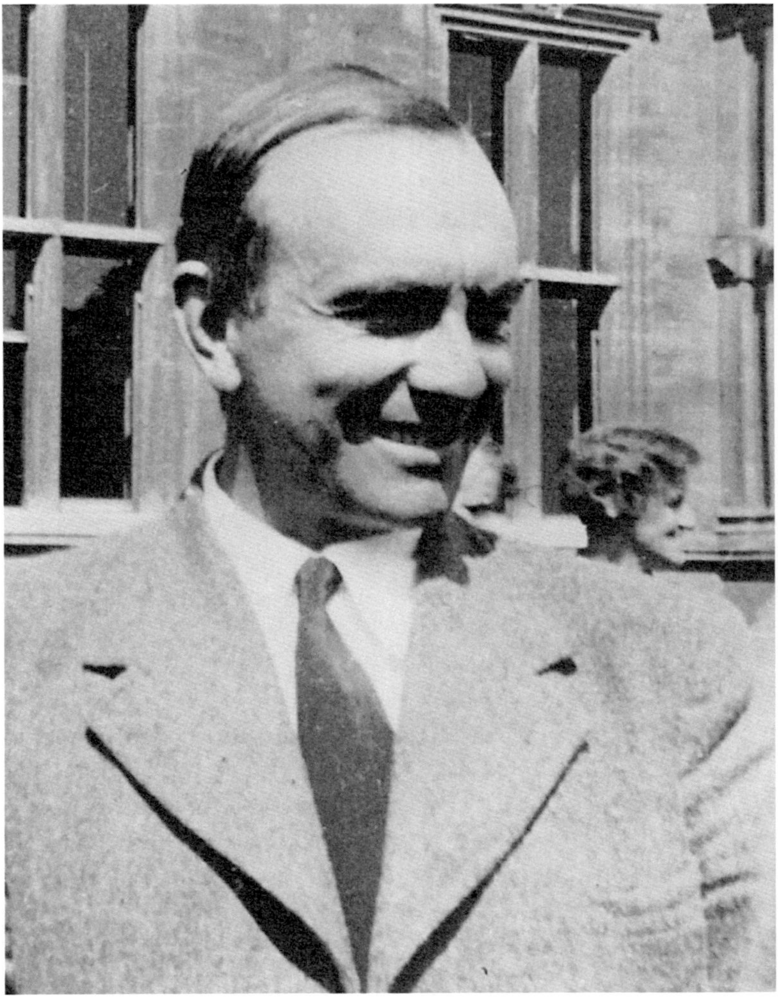

Eugen Kolisko (1893 – 1939)

Beobachtung der Kinderindividualitäten ein wesentliches Moment in der ganzen Ausgestaltung des Unterrichts im Einzelnen, im konkreten" (Steiner 1989, S. 86 f.).

Der „Kolisko-Impuls“

Ende der 1970er Jahre entwickelte sich ein internationaler Arbeitskreis von an Waldorfkindergärten und Waldorfschulen tätigen Ärzten und Ärztinnen, die sich seit 1978 jährlich zu Weiterbildungstagungen am Goetheanum in Dornach treffen und ihre Erfahrungen austauschen. Seit der Jahrhundertwende gibt es auch eine von der Medizinischen Sektion am Goetheanum akkreditierte Weiterbildung zum Waldorfkindergarten- und Schularzt.

Anlässlich des 50. Todestages von Eugen Kolisko wurde 1989 eine internationale Tagung in Stuttgart durchgeführt, die sich komplett interprofessionell ausgelegt dem Thema Gesundheit durch Erziehung widmete (Glöckler 1993).

Von den 1200 Vertretern der weltweiten Waldorf-Schulbewegung, die sich auf dieser besonderen Tagung in Stuttgart trafen, ging der sogenannte „Kolisko-Impuls“ aus, der Eltern, Lehrer, Therapeuten, Psychologen, Schulärzte, Sozialarbeiter im Dienst der gesunden Entwicklung von Kindern und Jugendlichen zur gemeinsamen Arbeit zusammenführt. Es folgten aufgrund eigenständiger Initiative in den Ländern weitere internationale „Kolisko“-Tagungen in Zusammenarbeit mit der Pädagogischen und Medizinischen Sektion am Goetheanum, dem Zentrum der Anthroposophischen Kulturarbeit in Dornach/Schweiz. Die Gestaltung von Erziehung und Schulalltag als Weg der Prävention und Gesundheitsförderung zu verstehen und zu handhaben, war Eugen Koliskos Impuls und begeisterte die Teilnehmer der nachfolgenden großen Kongresse in England, Österreich, USA, Finnland, Indien, Taiwan, Südafrika, Philippinen, Ukraine, Australien, Mexiko, Schweden, Frankreich, Hawaii, Neuseeland, Malaysia und in ungezählten kleineren Formaten regionaler Art. Grundlage dieser Arbeit ist die anthroposophische Entwicklungspsychologie und Physiologie, an der sich nicht nur Unterrichtsmethodik und Didaktik orientieren, sondern auch die Lehrplaninhalte der kognitiven, künstlerischen und praktischen Fächer (Glöckler 1998).

Zur Autorin: Dr. med. Michaela Glöckler, Kinderärztin und Waldorfschulärztin. 1988 bis 2016 Leitung der medizinischen Sektion am Goetheanum/Schweiz, Präsidentin der europäischen Allianz von Initiativen angewandter Anthroposophie/ ELIANT, internationale Vortragstätigkeit, zahlreiche Publikationen.

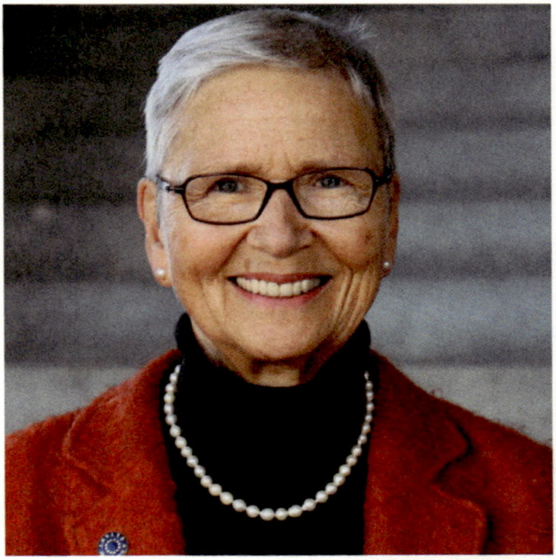

Foto Goetheanum

Literatur:

T. Alfvén et al. (2006): Allergic diseases and atopic sensitization in children related to farming and anthroposophic lifestyle – the PARSIFAL study. Allergy, 61 S. 414-421.

J. Andel (Hrsg.) (2011): Thinking without limits: Inspired by Rudolf Steiner. Prag

U. Barkholz, P. Paulus (1998): Gesundheitsfördernde Schulen: Konzept, Projektergebnisse, Möglichkeiten der Beteiligung, Gamburg

J. Bauer (2008): Lob der Schule : sieben Perspektiven für Schüler, Lehrer und Eltern, München

A. Büssing / T. Ostermann / J. Jacobi / P.F. Matthiessen (2007): Untersuchung zur Erkrankungsprävalenz und zum Gesundheitsempfinden ehemaliger Waldorfschüler. In: H. Barz / D. Randoll (Hrsg.): Absolventen von Waldorfschulen. Eine empirische Studie zu Bildung und Lebensgestaltung. Wiesbaden, S. 161-173

D. Esterl (2006): Die erste Waldorfschule Stuttgart-Uhlandhöhe, Stuttgart

M. Glöckler (Hrsg.) (1993): Das Schulkind – gemeinsame Aufgaben von Arzt und Lehrer: Konstitutionsfragen – Unterrichtsschwierigkeiten – Therapeutische Lehrplanprinzipien. Dornach

M. Glöckler (1998): Gesundheit und Schule, Dornach

M. Glöckler (2020): Kita, Kindergarten und Schule als Orte gesunder Entwicklung, Stuttgart

N. Göbel (2019): Die Waldorfschule und ihre Menschen. Weltweit, Stuttgart

G. Husemann (2019): Auf der Suche nach neuen Wahrheiten. Eugen Kolisko, Goetheanistische Studien, Dornach

G. Hüther (2018): Würde: was uns stark macht – als Einzelne und als Gesellschaft, München

J. Juul (2013): Schulinfarkt: was wir tun können, damit es Kindern, Eltern und Lehrern besser geht, München
J. Juul, H. Jensen (2019): Vom Gehorsam zur Verantwortung: wie Gleichwürdigkeit in der Schule gelingt, Weinheim
R. Largo (2020): Zusammen leben: das Fit-Prinzip für Gemeinschaft, Gesellschaft und Natur, Frankfurt
R. Largo (2019): Kinderjahre: die Individualität des Kindes als erzieherische Herausforderung, München
R. Largo (2012): Lernen geht anders. Bildung und Erziehung von Kind her denken, München
M.T. Luong (2018): Achtsamkeit und Muße in der Schule: eine Mixed-Methods-Studie zu den Auswirkungen einer achtsamkeitsbasierten Intervention, Freiburg 2018, https://freidok.uni-freiburg.de/data/13819
T. Marti / P. Heusser (2009): Gesundheit vier- bis achtjähriger Kinder vor dem Hintergrund des familiären Lebensstils. Eine retrospektive Querschnittstudie an Kindern aus Schulen in der Stadt Bern und Umgebung. Bern
B. Ruf (2012): Trümmer und Traumata. Anthroposophische Grundlagen notfallpädagogischer Einsätze. Arlesheim
B. Ruf (2019): Krieg – Flucht – Notfallpädagogik. Arlesheim
R. Steiner, M. Steiner v. Sivers (1983): Methodik und Wesen der Sprachgestaltung (GA 280), Dornach
R. Steiner (1989): Die pädagogische Praxis (GA 306), Vortrag vom 20. April 1923, Dornach
R. Steiner (1989): Der pädagogische Wert der Menschenerkenntnis und der Kulturwert der Pädagogik (GA 310), Dornach

Links:
https://www.aok.de/pk/plus/inhalt/die-gesunde-schule/
https://www.freilerner-kompass.de/blog/legales-freilernen-in-deutschland/ und http://www.freilern-blog.de/die-freilerner-buecherliste/).
https://www.zentrum-der-gesundheit.de/bibliothek/sonstige-informationen/weitere-informationen/waldorfschueler-gesuender-im-alter-ia (abgerufen 11.02.2022)

Pfeiler der kindlichen Entwicklung

von Claudia Oberle und Andreas Oberle

Die kindliche Entwicklung kann als ein Gebäude vorgestellt werden, das sich im Laufe der Jahre zunehmend ausdifferenziert. Pfeiler mit unterschiedlicher Stabilität tragen es. Dieses Bild spiegelt unsere tägliche Arbeit im Sozialpädiatrischen Zentrum (SPZ) am Olgahospital Klinikum Stuttgart wieder, in dem wir im multiprofessionellen Team Kinder und Jugendliche in besonderen Situationen und ihr Umfeld sehen.

Individuelle Ressourcen

In unserer täglichen Arbeit nehmen wir überwiegend Stellung zu den realen oder vermeintlichen Schwächen eines Säuglings, Kindes oder Jugendlichen. Das ist die primäre Erwartung an die Kompetenz eines Kinder- und Jugendarztes. Eine umfassende Beurteilung muss sowohl die individuellen Stärken einbeziehen als auch die Relevanz der Störung für den Betroffenen in seinem individuellen Umfeld. „Kannst Du dabei sein?" „Kannst Du mitmachen?" sind in diesem Zusammenhang zwei zentrale Fragen. Faktoren, wie z.B. die Sinne, Ernährung oder Schlafverhalten, stellen eine wichtige Grundlage für die Einschätzung individueller Ressourcen dar. Darüber hinaus zeigen sich Aspekte, die den „Neuen Morbiditäten" zugeordnet werden (Schlack 2014). Dahinter steht eine bedeutende Verschiebung von körperlichen Krankheiten zu Störungen der psychischen und funktionellen Entwicklung sowie von verhaltensindizierten körperlichen Erkrankungen.

Genetik, Epigenetik, Mikrobiom

Die genetischen Ursachen von Auffälligkeiten sind hinreichend bekannt. Zunehmend treten weitere Faktoren in den Fokus: die Epigenetik und das Mikrobiom.

Die Änderungen der Genfunktionen beruhen dabei nicht nur auf Mutation oder Rekombination, sondern auf einer DNA-Methylierung, auf einer Modifikation der Histone oder im beschleunigten Abbau von Telomeren. Damit ist der Einfluss z.B. der Ernährung und von Toxinen erklärbar. Unter Mikrobiom versteht man, im engeren Sinn, die Gesamtheit aller den Menschen besiedelnden Mikroorganismen, die als Ergebnis einer Langzeitanpassung im Rahmen von evolutionären Prozessen in einer symbiotischen Beziehung zwischen dem Wirt und seiner Mikroflora leben und Teil des menschlichen Stoffwechselsystems sind. Auch hier zeigt sich die Schnittstelle zu Umwelteinflüssen und zu Themen wie Ernährung, Antibiotikagabe, aber auch Umweltverschmutzung.

Elternhaus

Niemand bestreitet die elementare Bedeutung des Elternhauses auch in Zeiten sich verändernder Realitäten.
2017 lag die Scheidungsrate mit 38% in Deutschland auf dem niedrigsten Stand seit 25 Jahren (Statistisches Bundesamt). Bei der Hälfte aller geschiedenen Ehen sind Kinder betroffen. Ein Viertel der Eltern in Deutschland haben Kinder aus einer früheren Beziehung (Institut für Demoskopie Allensbach). 2017 wurden 35% der Kinder in Deutschland unehelich geboren (Statistisches Bundesamt). Im Jahr 2017 lebten insgesamt 2,6 Millionen Menschen als alleinerziehende Mütter oder Väter, davon hatten 59% minderjährige Kinder (Statistisches Bundesamt). 2017 lebten ca. 75.000 Kinder in Deutschland in Pflegefamilien (Statistisches Bundesamt). Dies sind Entwicklungen, die weitergehenden Unterstützungsbedarf erfordern.

Schwangerschaft und Geburt

Bisher zu wenig Beachtung finden weitere toxische Einflüsse: Das fetale Alkoholsyndrom ist, laut Robert-Koch-Institut, in Deutschland mit im Durchschnitt einem betroffenen Kind auf 350 Geburten die häufigste Ursache für geistige Behinderungen. Es ist damit doppelt so häufig wie das Down-Syndrom. Wie steht es um die gesellschaftliche Akzeptanz dieser Tatsache? Noch weniger gilt dies für das fetale Tabaksyndrom, insbesondere auch unter dem Aspekt des Passivrauchens.

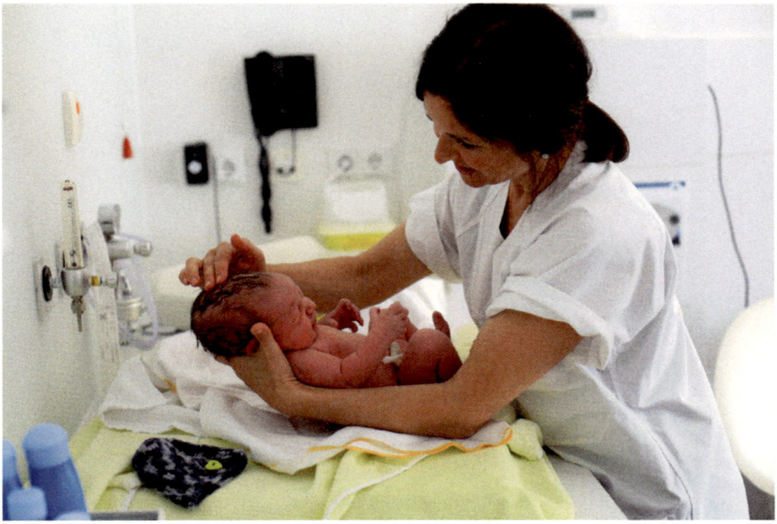

Unterschätzt werden auch Kinder, die „ein bisschen zu früh“ zur Welt kommen, z.T. auch durch nicht zwingend indizierte Kaiserschnitte. In Studien (Poets 2012) ist belegt, das Frühgeborene ein doppelt so hohes Risiko für Verhaltensauffälligkeiten, ein erhöhtes Risiko für schlechte Schulleistungen und erhöhten speziellen Förderbedarf haben.

Betreuungseinrichtungen

Der Ausbau der Kindertagesbetreuung, beginnend für Kinder unter drei Jahren in einer KiTa/Kinderkrippe über die Kindergartenzeit (Drei- bis Fünfjährige) bis hin zur Schulzeit (fünf Jahre und älter), nimmt im Rahmen gesellschaftspolitischer Diskussionen einen zentralen Stellenwert ein. In Abhängigkeit vom Alter der zu betreuenden Kinder stehen die jeweiligen Einrichtungen verschiedenen Anforderungen gegenüber:

KiTa (Kinder unter 3 Jahren)

Die Zahl junger Mütter, die vor dem dritten Geburtstag ihrer Kinder erwerbstätig sein wollen oder aufgrund wirtschaftlicher Notwendigkeiten müssen, hat in der letzten Dekade erheblich zugenommen Die Betreuungsquote für unter Dreijährige in der Bundesrepublik 2007: 15%

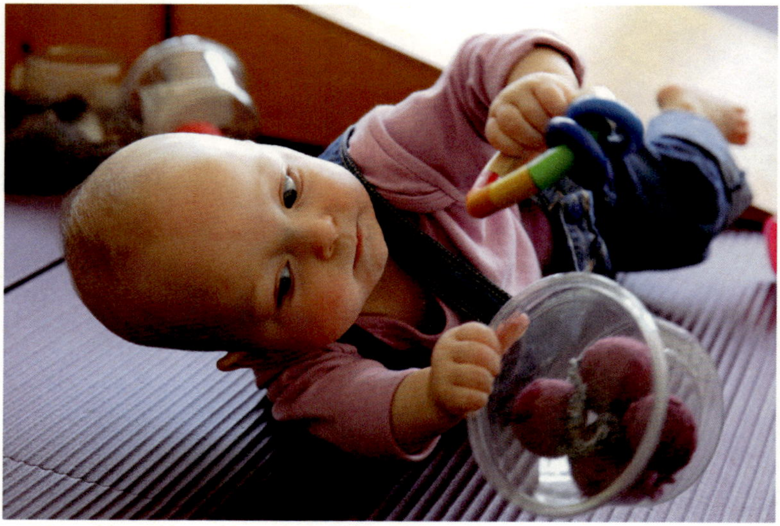

bzw. 320000 Kinder, 2017: 33% bzw. 760000 Kinder mit deutlichen regionalen Unterschieden, v.a. zwischen den alten und den neuen Bundesländern (Datenreport 2018).

Zusätzlich zu dem Angebot von Eltern- und Erziehungszeiten, wodurch mehr Väter Erziehungsaufgaben übernehmen (können), besteht für unter Dreijährige seit 2013 ein Rechtsanspruch für eine institutionelle Betreuung. Letztere stellt inzwischen eine wichtige Voraussetzung für die Berufstätigkeit beider (oder alleinerziehender) Eltern(teile) dar und gehört zum Alltag vieler junger Familien.

In Fachkreisen wird immer wieder diskutiert, inwieweit eine extrafamiliale Betreuung für Kleinkinder schädlich sein könnte und welche Voraussetzungen eine Betreuungseinrichtung mitbringen muss, damit sich die ihr anvertrauten Kinder gut und gesund entwickeln können.

Von Seiten der Kritiker (z.B. Böhm) wird argumentiert, dass die basalen Grundbedürfnisse eines Säuglings/Kleinkindes (z.B. nach Sicherheit und Nähe durch eine primäre Bezugsperson) in einer institutionellen Einrichtung nicht ausreichend erfüllt werden können und dass die betroffenen Kinder durch die Abwesenheit ihrer primären Bezugspersonen (i.d.R. Eltern) chronischem (physiologischem und emotionalem)

Stress ausgesetzt sind, was das Risiko für Probleme und Auffälligkeiten im weiteren Entwicklungsverlauf der betreffenden Kinder deutlich erhöht. Diese Annahmen werden durch verschiedene empirische und experimentelle Untersuchungen (z.B. Belsky 2001, Baker et al. 2015) untermauert.
Vor diesem Hintergrund und spiegelbildlich dazu wird unter Berücksichtigung der besonderen basalen Bedürfnisse von Säuglingen und Kleinkindern ebenfalls (z.B. GAIMH, Bielefelder Empfehlungen) diskutiert, unter welchen Voraussetzungen eine institutionelle Betreuung im o.g. Sinne gelingen kann (s. auch Empfehlungen der GAIMH zur Qualität der familienergänzenden Betreuung von Säuglingen und Kleinkindern in Krippen):

- ausreichende fachliche Qualifikation (inkl. regelmäßiger Supervision) und praktische Erfahrungen der Erzieherinnen und Erzieher im Bereich „Frühe Kindheit", um den besonderen Bedürfnissen von Säuglingen/Kleinkindern gerecht werden zu können.
- hohe Personalkonstanz
- sorgfältiger Eingewöhnungsprozess
- vertrauensvolle Atmosphäre, Kooperation zwischen Betreuerinnen und Eltern
- Personalschlüssel 1:3
- altersinhomogene Gruppen
- zwischen 2. und 3. Geburtstag max. halbtägige Gruppen-Tagesbetreuung (Bielefelder Empfehlungen)
- keine Gruppenbetreuung bei unter 2-Jährigen (Bielefelder Empfehlungen).

Der Kindergarten
Während in den 1960er Jahren ca. ein Drittel der Kinder zwischen drei und unter sechs Jahren in einem Kindergarten betreut wurden, sind es mittlerweile über 90% (Datenreport 2018). 2017 lag die Betreuungsquote für die betreffenden Altersgruppen zum Stichtag 1. März bei 93,4%. Zudem werden immer mehr Kinder ganztags, also sieben oder mehr Stunden am Tag, in einer Kindertageseinrichtung betreut; in der Bundesrepublik 2017: 45,5% mit weiter steigender Tendenz (Datenreport

2018). Die Angebotsformen sind vielfältig: Regelkindergarten mit oder ohne Ganztagsbetreuung, mit Integrationshilfen, Waldkindergarten, Sportkindergarten, Förderkindergarten, um einige Beispiele zu nennen.

Allen ist gemeinsam, dass sie Einrichtungen der frühkindlichen Bildung und Förderung zum Wohle des Kindes sind und als Ergänzung der innerfamiliären Erziehung verstanden werden. Als Grundprinzipien gelten dabei die „Partizipation, (...) eine wertschätzende Anerkennung von Unterschiedlichkeit sowie die konsequente Orientierung an den Bedürfnissen des Kindes (...)" (KVJS 2016).
Eine weitere Aufgabe der Betreuungseinrichtungen stellt die Unterstützung eines jeden Kindes bei der Bewältigung biographisch bedingter Übergänge (Transitionen) dar, also z.B. Eintritt in eine KiTa, Wechsel von der KiTa in den Kindergarten oder Wechsel vom Kindergarten in die Schule.

Die Schule
Neben der Familie hat der schulische Bereich die größte Bedeutung im Leben eines Kindes und Jugendlichen. Eine große Vielfalt, organisiert

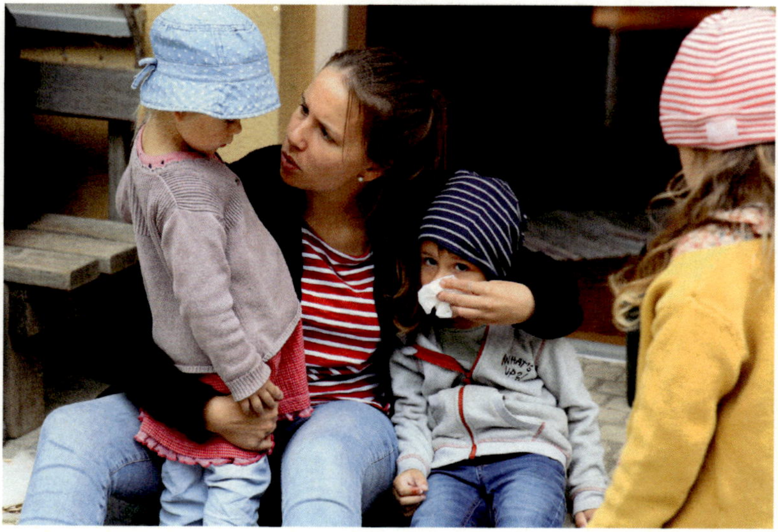

in föderalen Strukturen in Deutschland, ermöglicht große Chancen der Unterstützung aber auch der Verwirrung. Dies auch jenseits der „Reizpunkte“ Pisa-Studie, Inklusion, G8, G9 und mediale Vielfalt.

Hilfe- und Unterstützungsangebote

Zum vielfältigen Hilfe- und Unterstützungsangebot gehört die Behandlung durch therapeutische Fachkräfte (Physiotherapie, Ergotherapie, Logopädie), die sowohl Bestandteil der Krankenbehandlung als auch der Leistungen zur selbstbestimmten Teilhabe (Rehabilitationsleistungen) sind. Dabei besteht erheblicher Diskussionsbedarf darüber, in welchem Umfang Heilmittel auch zur Förderung von selbstbestimmter Teilhabe beitragen können, in welchen Settings dies erfolgen sollte und welche Sozialleistungsträger zuständig sind. Die Heilmittel-Richtlinie legt zudem in § 6 Abs. 2 Satz 3 ausdrücklich fest, dass Heilmittel bei Kindern nicht verordnet werden dürfen, „wenn an sich störungsbildspezifische pädagogische, heilpädagogische oder sonderpädagogische Maßnahmen zur Beeinflussung von Schädigungen geboten sind (Positionspapier der DVfR: Heilmittel fördern selbstbestimmte Teilhabe, 2016).

Bevor die klassischen unterstützenden und therapeutischen Maßnahmen eingesetzt werden, ist immer wieder zu überlegen, in wieweit Aktivitäten im Freizeitbereich ebenfalls einen wesentlichen positiven Beitrag liefern können, z.B. als ein Übungsfeld für Motorik, Selbstvertrauen und für die soziale Interaktion.

Psychosoziale Rahmenbedingungen

Sozioökonomischer Status

In Baden-Württemberg haben knapp 20% der Kinder und Jugendlichen, die armutsgefährdet sind, ein höheres gesundheitliches Risiko und geringere Chancen auf ein gesundes Leben. In „Familienarmut – ein Risiko für die Gesundheit von Kinder“ wird beschrieben, dass „armutsgefährdete und -betroffene Kinder und Jugendliche geringere Chancen haben, gesund aufzuwachsen ...“ (GesellschaftsReport BW 3-2018). Als weitere Fakten werden angeführt: „Untersucht man Kinder mit höherem Gewicht genauer, stellt sich heraus, dass sie in hohem Maße aus

Familien mit niedrigem Sozialstatus stammen ..." Zu den gleichen Ergebnissen kommt die „KiGGS-Welle 2" (12/2018).
Kinder und Jugendliche aus Familien mit niedrigem sozioökonomischen Status sind mehr als doppelt so häufig psychisch auffällig wie Gleichaltrige aus Familien mit hohem sozioökonomischen Status (Journal of Health Monitoring 2018).
Damit hat die soziale Lage der Familie nicht nur auf die Bildungschancen und beruflichen Perspektiven der Heranwachsenden einen prägenden Einfluss (Bundesministerium für Soziales und Arbeit 2017).

Kinderbewusstsein

In Analogie zum Umweltbewusstsein könnten wir, als gesellschaftliche Grundhaltung, ein Kinderbewusstsein formulieren (Oberle 2012). Kennen wir ausreichend genau, was ein Kind altersgerecht für eine förderliche Entwicklung benötigt? Kennen wir die hemmenden und unterstützenden Einflüsse? Wie oft spielt die Frage nach der Auswirkung unserer Entscheidungen und Handlungen auf die Kinder eine wesentliche Rolle?

Zu den Autoren: Dr. Claudia Oberle, Diplompsychologin, und Dr. Andreas Oberle, Kinder- und Jugendarzt, arbeiten im Sozialpädiatrischen Zentrum des Olgahospitals im Klinikum Stuttgart.

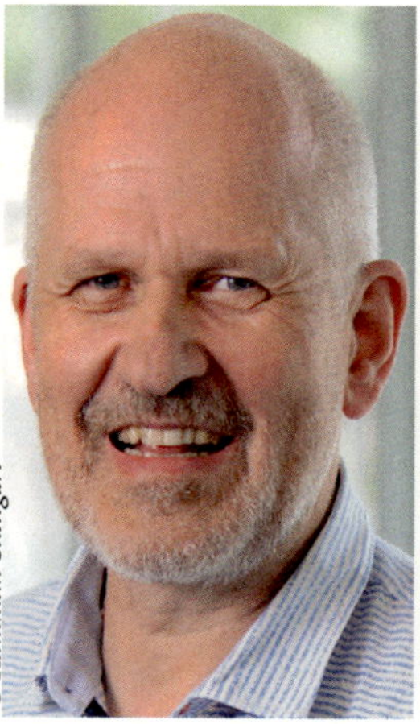

© *Klinikum Stuttgart*

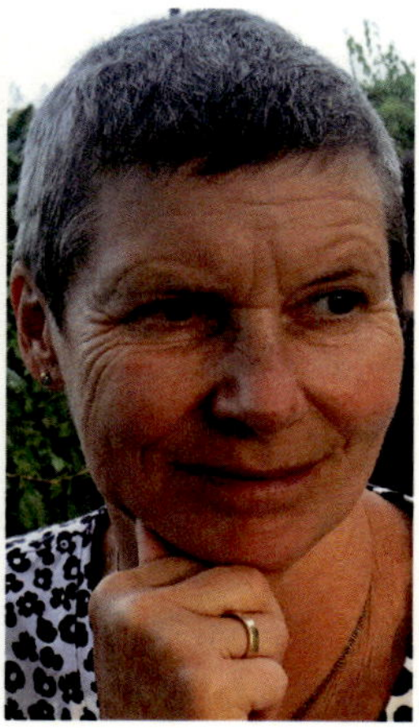

Foto privat

Literatur/Links:

H.G. Schlack, & K. Brockmann (2014): Einfluss sozialer Faktoren auf Gesundheit und Entwicklung von Kindern. In G.F. Hoffmann, M.J. Lentze, J. Spranger & F. Zepp (Hrsg.): Pädiatrie – Grundlagen und Praxis, Band 1, S. 152–155, Berlin

C. F. Poets, D. Wallwiener, K. Vetter (2012): Zwei bis sechs Wochen zu früh geboren – Risiken für das weitere Leben. Dtsch Arztebl Int 2012; 109(43): 721-6; DOI: 10.3238/arztebl.2012.0721

Datenreport (2018): https://www.destatis.de/DE/Service/Statistik-Campus/Datenreport/Downloads/datenreport-2018-kap-2.html

R. Böhm (2012): Die dunkle Seite der Kindheit: http://www.fachportal-bildung-und-seelische-gesundheit.de/FAZ-2012-04-04-Die-dunkle-Seite-der-Kindheit_Essay-Boehm.PDF

J. Belsky, J. (2001): Developmental risks (still) associated with early child care. Journal of Child Psychology and Psychiatry, 42, 845-859. doi:10.1111/1469-7610.00782

M. Baker, J. Gruber, K. Milligan, K. (2015): Non-cognitive deficits and young adult outcomes: The long-run impacts of a universal child care program. NBER Working paper Series. Nr.21571. Verfügbar unter: www.nber.org/papers/w21571.pdf

Empfehlungen der GAIMH: https://www.gaimh.org/vortraege-2022.html

Bielefelder Empfehlungen: https://www.fachportal-bildung-und-seelische-gesundheit.de/index.php/die-bielefelder-empfehlungen

Kommunalverband für Jugend und Soziales Baden-Württemberg / Kleinkindbetreuung: https://www.kvjs.de/fileadmin/publikationen/jugend/KVJS-Ratgeber-Kleinkindbetreuung-2016-R-Web.pdf

Deutsche Vereinigung für Rehabilitation: https://www.dvfr.de/fileadmin/user_upload/DVfR/Downloads/Stellungnahmen/Positionspapier_DVfR-Heilmittel-Ausschuss.pdf

Gesellschaftsreport-BW 3/2018: https://sozialministerium.baden-wuerttemberg.de/fileadmin/redaktion/m-sm/intern/downloads/Downloads_Familie/GesellschaftsReport-BW_3-2018.pdf

KiGGS-Welle 2" (12/2018): https://www.rki.de/DE/Content/Gesundheitsmonitoring/Gesundheitsberichterstattung/GBEDownloadsJ/Journal-of-Health-Monitoring_02_2018_KiGGSWelle2_Gesundheitsverhalten.pdf?__blob=publicationFile

Journal of Health Monitoring (2018): https://www.rki.de/DE/Content/Gesundheitsmonitoring/Gesundheitsberichterstattung/GBEDownloadsJ/Focus/JoHM_03_2018_Soziale_Unterschiede_KiGGS-Welle2.pdf%3F__blob%3DpublicationFile

Bundesministerium für Soziales und Arbeit (2017): https://www.gesundheitliche-chancengleichheit.de/kooperationsverbund/hintergruende-daten-materialien/soziale-lage-und-gesundheit-fakten-und-daten/

A. Oberle (2013): https://www.dgspj.de/wp-content/uploads/service-pressemitteilungen-kampagne-kinderbewusstsein-januar-2013.pdf

Wärme und Hülle für eine gesunde Entwicklung

von Karin Michael

Der Mensch wird aus etwa 37°C warmem Fruchtwasser geboren. Seine bedeutendste leibliche Entwicklungszeit ist nur in diesem sicheren Schutzraum möglich. Inzwischen wissen wir viel über gesunde Entwicklungsbedingungen für Kinder. Die Signaturen „Wärme" und „Hülle" bleiben bis ins Erwachsenenalter als positive Qualitäten wegweisend, auch wenn der werdende Mensch sich immer weiter von diesen befreit, sich ihnen gegenüber unabhängig und selbstständig macht.
Unmittelbar nach der Geburt sind es der direkte Hautkontakt zwischen Eltern und Kind und die geteilte Wärme, die für das gesunde Überleben und die beste Entwicklung von leiblichem, psychischem und geistigem Wohlbefinden ausschlaggebend sind. Selbst in kritischen Situationen einer Neugeborenen-Infektion, Atemstörung oder Frühgeburtlichkeit wird heute alles daran gesetzt, diese Berührung und geteilte Wärme zu nutzen, da sich neben allen Errungenschaften der modernen Medizin ihre hohe Wirksamkeit für das Überleben des Kindes erwiesen hat. Insbesondere an den Vitalparametern Herzschlag und Atmung sehen wir unmittelbar die regulierende Wirkung der menschlichen Nähe. Auch auf der Neugeborenen-Intensivstation bleibt die „Kangarooing-Methode" wichtiger Bestandteil der Therapie: Das kranke oder frühgeborene Kind wird regelmäßig mit direktem Hautkontakt auf die Brust von Mutter oder Vater gelegt. Es ist immer wieder ein Wunder, wie sich nicht nur Wohligkeit ausbreitet, sondern auch ein zu rascher Puls beruhigt oder der erhöhte Sauerstoffbedarf bei der Beatmung reduziert. Der Ehrgeiz guter Neonatologinnen und Neonatologen zielt darauf ab, die intrauterinen 37°C möglichst ununterbrochen nach der Geburt stabil zu halten – denn damit hat das frühgeborene oder kranke Kind signifikant bessere Überlebenschancen!

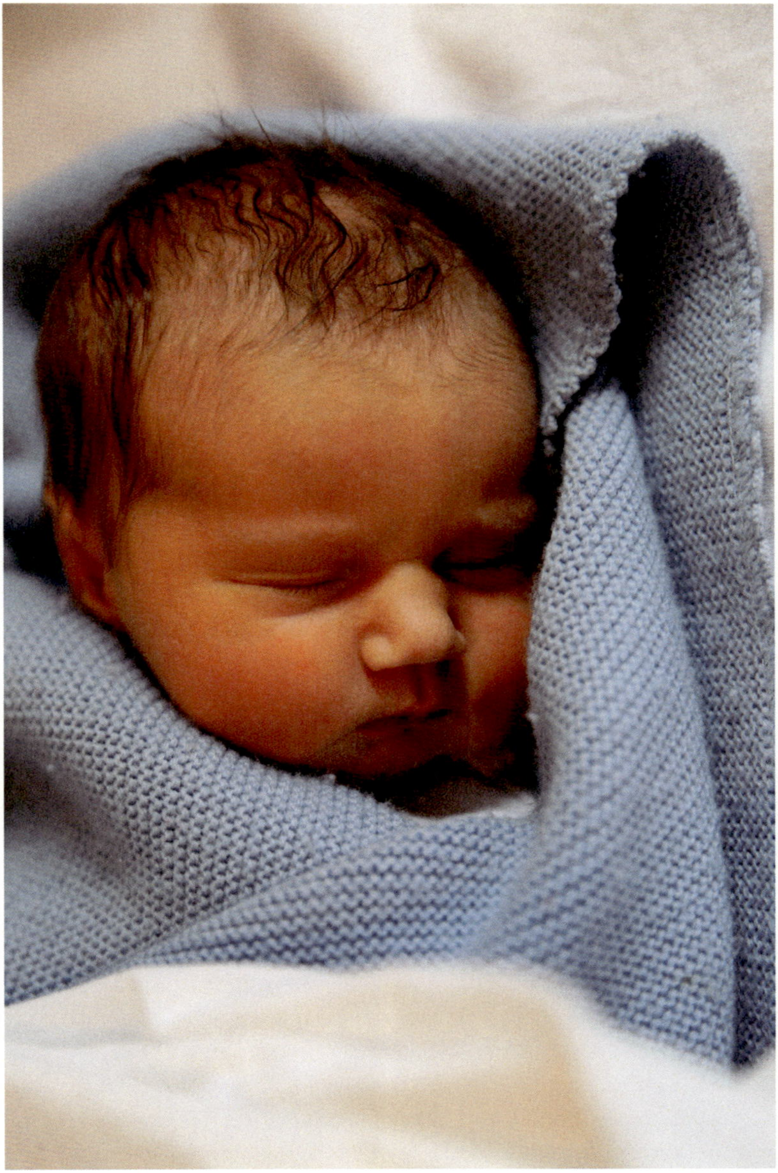

Aber nicht nur das gesunde Überleben wird erhöht, sondern auch die weitere Entwicklung des Kindes in körperlicher, seelischer und geistiger Hinsicht verbessert sich, wenn diese wärmende Nähe genutzt wurde und weiter prägendes Element der frühen Kindheit bleibt. Eine gelingende Beziehung und Bindung zwischen Kind und Eltern wird nachhaltig gefördert. Stillen ist eine grandiose Möglichkeit, dem Kind regelmäßig diese wärmende Geborgenheit zu vermitteln und ist darüber hinaus kostengünstig, warm, Mikrobiom und Immunsystem fördernd und ideal ernährend. Die Gesundheit gestillter Kinder bleibt nachhaltig im Vorteil. Sie erkranken auch im späteren Leben seltener, haben beispielsweise deutlich weniger chronisch entzündliche Darmerkrankungen und Allergien.
In den weiteren Wochen und Monaten bleibt das Kind ein „Tragling". Immer wieder ist es der Arm der Eltern, auf dem sich das Kind am besten reguliert, beruhigt, am schnellsten einschläft und die Verdauung bewältigt. Es werden in dieser warmen Hülle Bauchkrämpfe gelöst und später – im Falle eines Sturzes oder bei Verletzungen – Schmerzen gelindert. Es bleibt das Kind auch in psychischer Hinsicht kein Schwächling, wenn es am Anfang reichlich liebevolle Nähe und Schutz erfährt – im Gegenteil: Heute weiß man, dass das dort entstandene Urvertrauen und eine starke sichere Bindung zu den ersten Bezugspersonen eine souveräne, unabhängige Persönlichkeitsentwicklung fördert. Aufrichtige Liebe zu Kindern darf ohne Schaden verschwenderisch angewendet werden – die jedoch niemals zu verwechseln ist mit der sexualisierten Selbstliebe eines Erwachsenen!

Verwandlung von Wärme und Hülle in der kindlichen Entwicklung

In der ersten Lebenszeit sind Wärme- und körperlicher Schutzbedarf am stärksten von leiblich-physiologischem Charakter, auch wenn sich die Auswirkungen auf das ganze Wesen und Sein des Kindes beziehen. Erst gegen Ende der Kleinkindzeit wird das Kind in der Wärmeregulation allmählich so autonom, dass nicht mehr jeder Kältereiz eine Kränkung bedeutet und zu Schnupfen, Blasenentzündung oder gar einer Lungenentzündung führt. In dieser Zeit ist auch Fieber als Wärmereaktion ein

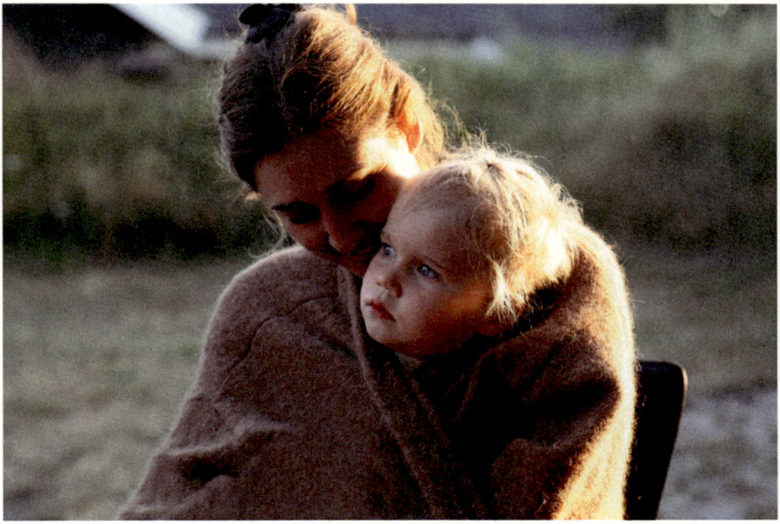

echter Schutzfaktor. Kinder genesen rascher und erkranken seltener, wenn sie gut fiebern können. Darüber hinaus wissen wir, dass es bei regelmäßiger fiebersenkender Behandlung mit Paracetamol zu häufigerem Auftreten von allergischen Erkrankungen und sogar Asthma bis zum Schulalter kommt (ISAAC 1991/2015). Inzwischen gilt es aber auch bei Infekten Erwachsener als erwiesen, dass sie in der Regel rascher und komplikationsloser genesen, wenn sie keine immunsuppressiven, fiebersenkenden Medikamente erhalten. Fieber handhaben und sich im Heilungsprozess zunutze machen zu lernen, ist wichtiger Teil von Gesundheitsförderung geworden. Vor diesem Hintergrund ist es um so bedauerlicher, dass Eltern immer wieder beruflich so unter Druck stehen, dass sie manchmal sogar Kinder mit noch vorhandenem Fieber morgens ein Paracetamol geben, damit es wieder in den Kindergarten gehen kann. Das rächt sich meist schon kurzfristig mit einer Häufung und Verschleppung von Infekten und langfristig schlechterer Lage des Immunsystems, insbesondere in Hinblick auf Allergien.
Eine besonders wertvolle Rolle spielen in der Kindheit äußere Anwendungen. Hier wird die Wärmewirkung mit einem wohligen Tastsinneserlebnis und teilweise auch mit heilsamen, wohlriechenden Substanzen

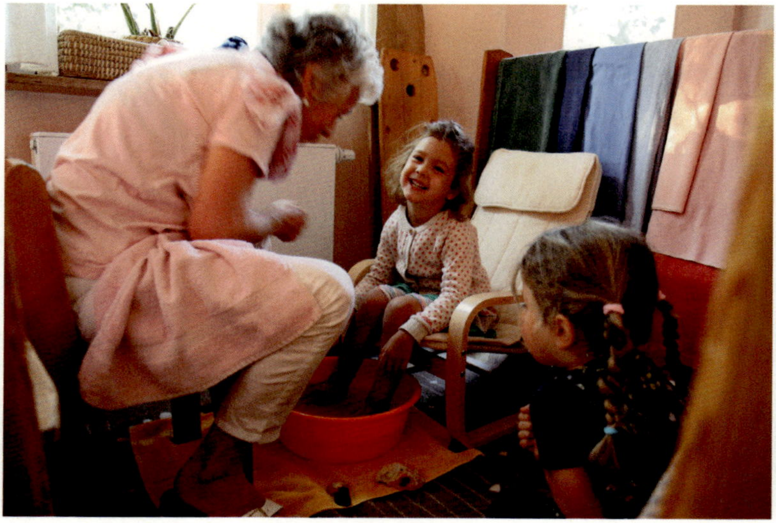

ergänzt. Es gibt hier einen großen Schatz an Hilfs- und Linderungsmöglichkeiten, beispielsweise bei Ohrenschmerzen, Bauchkrämpfen oder Einschlafstörungen (Goebel et al. 2019).

Mit Beginn der Schule werden andere Wärme- und Schutzfaktoren für das Kind bedeutender. Das gesunde Schulkind ist voller Hingabe an alles, was es lernen und erleben darf, und es liebt seine Lehrerin oder seinen Lehrer oft sehr. Wo Begeisterung und menschliche Zuwendung des verehrten Vorbildes nicht enttäuscht werden, zeigen Kinder im Alter bis zur Pubertät eine grandiose Lern- und Gedächtnisfähigkeit! Bei entsprechender Neigung eignen sie sich ein Instrument oder eine Fremdsprache in überraschender Geschwindigkeit und Güte an. Das Schulkind in den ersten Schuljahren nimmt förmlich wie ein Schwamm alles in sich auf, wenn es unter der Obhut eines wohlwollenden Menschen geschieht, der Vertrauen in die Entwicklungsfähigkeit des Kindes hat und es mit Freude und Begeisterung die Welt entdecken lässt. Druck und Zensur sind Gegenbilder und Störfaktoren für diese natürliche Liebe zu Vorbildern und das begeisterte Lernen. Wenn sich in der ersten Lebenszeit unbeschwert und ungestört ein phantasievolles spielerisches Welterkunden ausgebildet hat, verwandelt es sich in der Schule in kreative, neugierige Lernfreude.

Im Schulalter sind äußere Anwendungen als Wärme- und Tastsinneserlebnis immer noch etwas Schönes, mit der Zuwendung zur Welt sind jetzt aber abenteuerliche Erfahrungen zwischen Feuer und Eis mindestens so anregend und entwicklungsförderlich. Schaffen es die Drittklässler, beim ersten Neuschnee einmal barfuß um das Schulgebäude zu rennen? Wie herrlich fühlt sich danach ein warmes Fußbad und eine Pflege mit Olivenöl an! Und wie gut sind sie danach „im Schuh" und hören aufmerksam zu, wenn der Lehrer anschließend das nächste Kapitel der Geschichte vorliest ... Im Urlaub werden das Baden im kalten Bergsee, um sich danach singend am warmen Lagerfeuer aufzuwärmen, zu unvergesslichen Erinnerungen an eine glückliche Kindheit. Vielen Kindern fehlen heute vor allem bei zu frühem Einsatz von Bildschirmmedien ausreichend solche intensiven Sinneserlebnisse, und die sensomotorische Integration der ersten Lebensjahre ist bei immer mehr von ihnen in den ersten Schuljahren noch pflegebedürftig. Aber selbst bei besten Voraussetzungen erhöhen solche Erlebnisse die Freude am Lernen und am Begreifen der Welt mit allen Sinnen!
Im Jugendalter beginnt man, sich immer mehr auch für Gedanken zu erwärmen, für eine eigene Idee so zu glühen, dass sie zum Ideal und Handlungsmotiv wird. Es wird in gesunder Weise nicht mehr einfach mit Hingabe geglaubt, was ein Lehrer erzählt, sondern Fakten kritisch und eigenwillig geprüft und ein eigenes Bild der Wirklichkeit entwickelt. Die Ausbildung der eigenen Urteilsfähigkeit und eines fundierten Wirklichkeitsverständnisses setzt Freiheit voraus (Selg 2021). Echte gedankliche Klarheit zu gewinnen, ist wiederum wie ein Berührungserlebnis, bei dem es nun aber um eine geistige Abgrenzung geht. Und die Wärmequalität erlebt man in einer neuen Tiefe der Verbindung mit geistigen Inhalten. Gedichte werden als idealistische Verdichtungen von Gedanken oft sehr gerne und intensiv durchdrungen und auswendig gelernt – sie sind wie wärmende Lagerfeuer in der nun zu erobernden Welt der Wissenschaften.
Die Liebe verlässt in gewisser Weise das Elternhaus und die ersten Lehrer und wird flügge. Wärme und Berührung werden soziales Erlebnis unter Gleichaltrigen. Freundschaften und Wahlverwandtschaften entstehen.
Diese Erfahrungen von Wärme und haltgebender Begrenzung durch

Kindheit und Jugend hindurch ausreichend erlebt zu haben, ist für das Erwachsenenalter nicht zuletzt auch ein Geschenk für das eigene gute Eltern werden. Und bis zum Lebensende bleibt eine liebevolle warme Umarmung etwas, das uns hilft, wieder ins Lot zu kommen, wenn wir in irgendeiner Weise gekränkt oder erschüttert wurden. Es bleibt ein wertvolles Mittel zur zwischenmenschlichen Gesundheitspflege.

Literatur:

International Study of Asthma and Allergies in Childhood (ISAAC) (1991/2015), http://isaac.auckland.ac.nz/
W. Goebel, M. Glöckler, K. Michael (2018): Kindersprechstunde, Stuttgart
P. Selg (2021): Wirklichkeitsverständnis – Jugendpädagogik in globaler Krisenzeit, Arlesheim

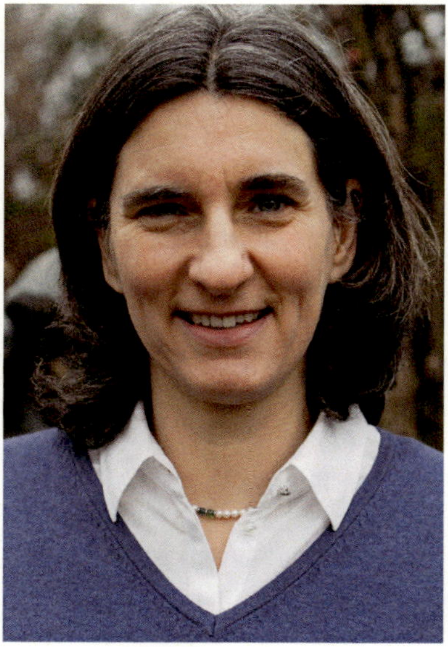

Zur Autorin: Dr. med. Karin Michael absolvierte ein Fachseminar für Altenpflege, bevor sie an der Universität Witten/Herdecke Humanmedizin und begleitend Anthroposophische Medizin studierte. Seit 2008 ist sie als Oberärztin der Kinderambulanz im Gemeinschaftskrankenhaus Herdecke tätig, von 2014-2021 auch als Schulärztin der Rudolf-Steiner-Schule in Bochum-Langendreer.

Foto: Freie Hochschule

Ansteckende Gesundheit

von Heiner Barz

In den vergangenen 20 Jahren wurden unzählige pädagogische Initiativen, Entwicklungsprojekte und Landesprogramme zum Thema Bildung und Gesundheit installiert. Dickleibige Handbücher und neu eingerichtete Lehrstühle wurden dem Thema Public Health gewidmet: Gesundheit sei mehr als die Abwesenheit von Krankheit. Gesundheitsbildung sei mehr als die Vermeidung von Risikofaktoren. Gesundheitsförderung sei mehr, als dass vom Schulkiosk Müslischnitten und regionale Äpfel in den Pausen statt Schokoriegel und süße Schnitten angeboten würden. Auf ein ganzheitliches Wohlbefinden statt auf die Bekämpfung von Krankheit sollten die Bemühungen gerichtet werden. Man propagierte ein auf Salutogenese statt auf Pathogene zentriertes Gesundheitsverständnis. Die Wechselwirkungen von Individuum und sozialem Umfeld, das harmonische Miteinander von Leib, Seele und Geist, das Zusammenspiel von strukturellen und ideellen Faktoren waren Gegenstand zahlloser Publikationen und Kongresse. Ein ganzheitliches Unterrichtsverständnis war die Leitlinie, bei dem auch die Bedingungen und Einschränkungen des individuellen Lernens durch die Rahmenbedingungen thematisiert wurden: Schulraum- und Pausenhofgestaltung, mikro- und makrodidaktische Settings, Prüfungs- und Unterrichtsformate, Kommunikationsmuster im Klassenraum – alles wurde unter der Perspektive einer umfassenden Gesundheitsförderung kritisch untersucht und in Modellprojekten optimiert. Das Vordringen psychosomatischer Perspektiven mündete regelmäßig in die von Aaron Antonovsky formulierten salutogenetischen Grundsätze, die sich zentral auf die Voraussetzungen beziehen, die es dem Einzelnen ermöglichen, trotz schwieriger, stressiger und eigentlich gesundheitsbedrohlicher Umstände seine Gesundheit zu erhalten. Die Verfügbarkeit von Widerstandsressourcen bildet in diesem Schlüsselkonzept das Zentrum. Im Kern beschreibt es das sogenannte Kohärenzgefühl, das sich aus drei wichtigen Bestandteilen zusammensetzt: Nämlich, ob das eigene Leben als verstehbar, bewältigbar und sinnhaft erlebt wird. Natürlich durften in der einschlägigen Programmatik der letzten Jahre auch die Begriffe nachhaltige Entwicklung, globaler Süden oder Achtsamkeit nicht fehlen.

Und nun das: Während der Corona-Krise sind wir Zeugen eines Vorgangs geworden, in dem Schulen mit einer Bedenkenlosigkeit geschlossen wurden, als ginge es um ein beliebiges Freizeit-Kleingewerbe, auf das man „im Ernstfall“ auch problemlos mal verzichten kann. Gleichzeitig wurde das mit dem Gestus todernster Alternativlosigkeit verkündet, als handele es sich bei den Schulen um lebensgefährliche Orte. Lehrer in ihrer übergroßen Mehrzahl und vor allem auch die Lehrerverbände gerieren sich ein ums andere Mal als die Speerspitze derer, die keine Kinder, keinen Kinderschutz, keine Pädagogik, keine Verhältnismäßigkeit mehr zu kennen schienen. Nichtgetestete Kinder durften Schule und Kindergarten nicht betreten oder wurden von ihren „Lernbegleitern“ vor den Augen ihrer Mitschüler nach Hause geschickt.

Die Schulen sind inzwischen zwar wieder offen, aber ein gesundheitsfördendes Leben scheint sich nicht wieder richtig einstellen zu wollen. Es deutet wenig darauf hin, dass diese Pädagogik-fernen und sozialpsychologisch wie medizinisch kontraproduktiven „Hygiene- und Gesundheitskonzepte“ in absehbarer Zukunft wieder verschwinden werden.

Während Selbstbewusstsein, Selbstbestimmung und Selbstwirksamkeit in jedem Konzept zu „Bildung und Gesundheit“ als Schlüsselkategorien galten, man könnte gar – darf man derart altmodische Worte heute überhaupt noch verwenden? – vom zentralen Prinzip einer „Philosophie der Freiheit“ sprechen … während also Subjektorientierung, Einsichtsfähigkeit und individuelle Verantwortung einstmals als die wichtigsten Grundpfeiler des auch in Schulen zu vermittelnden und zugrunde zu legenden Menschenbildes galten, scheint sich gewissermaßen hinter dem Rücken der Public Health-Programmatik ein gänzlich anders gelagertes Bild des Menschen etabliert zu haben. Für dieses neue Menschenbild scheinen Expertenhörigkeit, Staatsergebenheit und Wissenschaftsgläubigkeit oberste Prinzipien zu sein.

Es sieht so aus, als ob wir in einem gigantischen Rückschritt fünfzig Jahre Bildungsforschung und Schulentwicklung einfach auslöschen und auf das krude traditionelle Prinzip der pathogenen Risikominimierung zurückfallen. Klassische Gesundheitsthemen in den Anfängen (Barz/Kroll 2018) waren etwa Instruktionen für richtiges Zähneputzen, Werbung für Schutzimpfungen oder Eltern-Informationsabende über die Gefahren des Zuckers. Später kamen die großen Präventions-Kampagnen z.B. über die Gefahren von Drogen- und Alkoholmissbrauch, über Jugendsekten oder Übertragung von Krankheitserregern wie HIV „Gib Aids keine Chance" usw. Diese Bemühungen, bei denen es um die bloße Vermeidung von Gesundheitsrisiken ging, wurden nach und nach von einem auf die Begriffe Gesundheitsförderung/ Salutogenese und Resilienz fokussierten ganzheitlichen Verständnis abgelöst, in dem das individuelle Wohlbefinden mitsamt seinen sozialen und psychologischen Dimensionen miteinbezogen wird. Die Fragen nach den Wirkfaktoren für Gesundheit (Resilienz) sollten Vorrang haben vor der Frage nach den Risikofaktoren. Das scheint heute im Jahr 2022 Geschichte. Hat die Rede von der „guten und gesun-

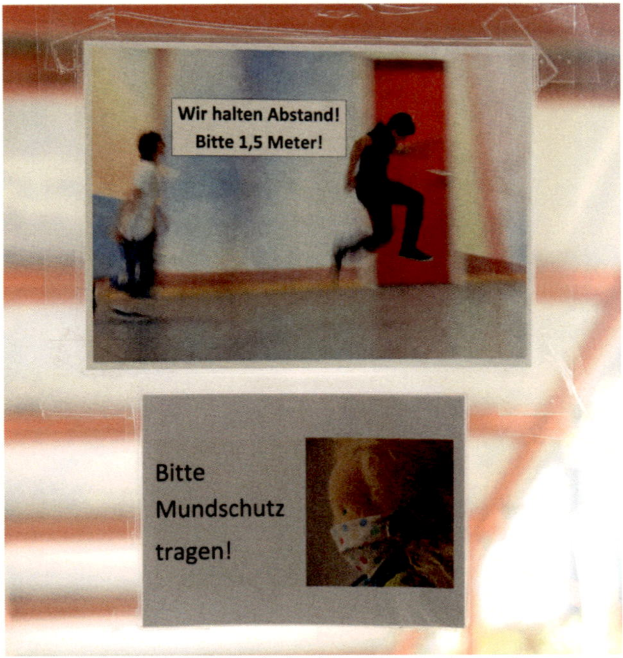

den Schule" vor diesem Hintergrund überhaupt noch einen Sinn? Die Corona-Krise hat das Bildungssystem in vielerlei Hinsicht grundlegend erschüttert. Alle Hoffnungen richteten sich auf einen „Deus ex Machina" im Wortsinne: auf den Computer. Dass sich die Schulen in Deutschland für den Umgang mit elektronischen Hilfsmitteln öffnen müssen und dafür Voraussetzungen in technischer, infrastruktureller, aber vor allem auch in pädagogisch-didaktischer Hinsicht auf Seiten des Lehrpersonals geschaffen werden müssen, scheint unstrittig. Allerdings bremsen nicht nur die kritischen Einwände von Neurowissenschaftlern, Medienforschern oder Pädagogen, sondern auch Mehrheiten in Elternbefragungen eine allzu naive Digitaleuphorie. Denn laut „Elternstudie 2019" (Barz 2019) sehen Eltern – noch ein Jahr „vor Corona" – in ihrer überwiegenden Mehrheit die Verwendung von Computern frühestens ab Klassenstufe 5, also in den weiterführenden Schulen, als sinnvoll an. Auch wenn man annehmen kann, dass die Hoffnung auf digitale Lernmöglichkeiten sich nach dem „Corona-Schock" vergrößert haben dürfte: Man sollte die Mahnung von Jörg Dräger, Chef der Bertelsmann-

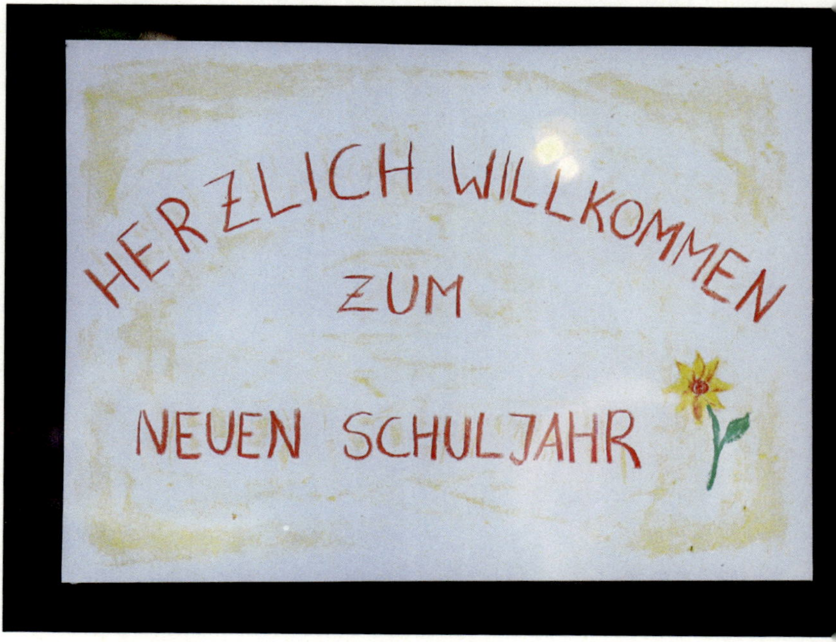

Stiftung und einer der umtriebigsten Protagonisten einer „digitalen Bildungsrevolution“ (vgl. Dräger & Müller-Eiselt 2016) durchaus ernst nehmen, wenn er für das Primat der Pädagogik votiert – und Technik und Medieneinsatz immer als Unterstützung und nicht als Ersatz einer konstruktiven und innovativen Lernkultur ansieht (Dräger 2020).
Sollte man die digitale Aufrüstung der Bildungslandschaft mit Augenmaß und unter Nutzung der darin liegenden Chancen für mehr Interaktion und mehr Individualität in den Lernprozessen nutzen, so darf man eine Gefahr nicht unterschätzen: Es steht nämlich zu befürchten, dass die Errungenschaften der letzten Jahrzehnte, in denen unter dem Einfluss der humanistischen Psychologie und Pädagogik oder von wirkmächtigen Metaphern wie der von der „Schule als Haus des Lernens“ eine neue Zugewandtheit, eine echte Beziehungskultur propagiert wurde, vor einer harten Probe stehen. „Eltern wollen letztendlich sehen, dass ihr Kind gesehen wird. Sie möchten das Gefühl haben, da ist jemand, der sieht mein Kind.“ Diese im Rahmen eines Interviews von einer Schulleiterin formulierte Erwartung vieler Eltern, dass Lehrer und Pädagogen eine

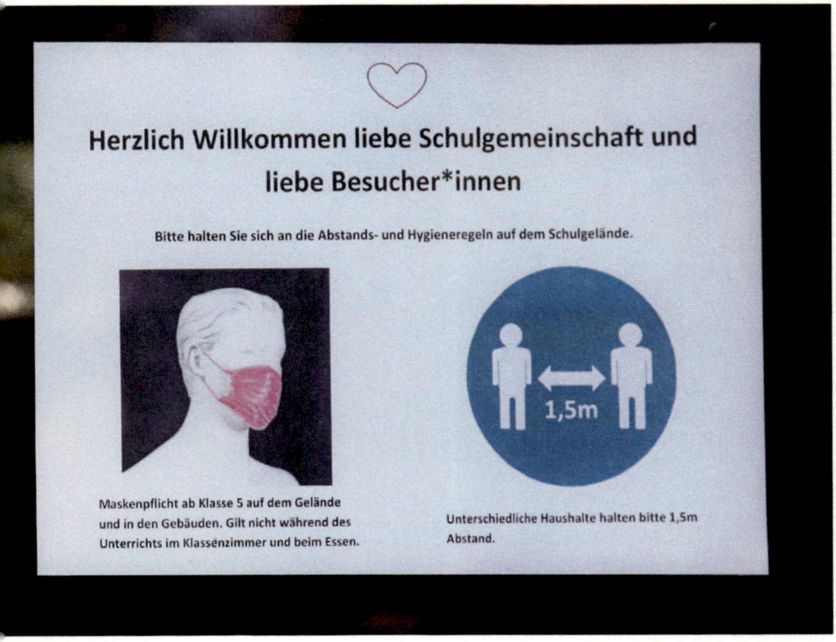
Herzlich Willkommen liebe Schulgemeinschaft und liebe Besucher*innen
Bitte halten Sie sich an die Abstands- und Hygieneregeln auf dem Schulgelände.
1,5m
Maskenpflicht ab Klasse 5 auf dem Gelände und in den Gebäuden. Gilt nicht während des Unterrichts im Klassenzimmer und beim Essen.
Unterschiedliche Haushalte halten bitte 1,5m Abstand.

ganzheitliche Wahrnehmungsfähigkeit entwickelt haben, die Schülerinnen und Schüler auch jenseits von deren akademischem Selbstkonzept erleben und fördern kann, wird es in näherer Zukunft schwer haben. „Sehen“ meint hier offenbar vor allem zwei Dinge, die heute verloren zu gehen drohen: Erstens den Hinweis auf die jeweilige Besonderheit, die jeweilige Individualität des einzelnen Schülers, seine Stärken und Schwächen, seine kulturell, familiär, sozial usw. geprägten Erfahrungen und Bedürfnisse. Und zweitens eine Aufmerksamkeit und Wachheit auf Seiten der Pädagogen, die für diese Besonderheit einen Resonanzraum, eine fruchtbare Beziehungsebene, ein Soziotop des Wachsenkönnens bereitstellt. Dass Lernen da am besten gelingt, wo es in ein lebendiges Miteinander eingebettet ist, wird in Zeiten von rigiden Gesundheitsregimes mit ihren Überwachungskonzepten und Strafkatalogen schnell zur entbehrlichen Luxus-Maxime. Dabei wäre es die Besinnung auf elementares pädagogisches Grundwissen. Oder wie es der bedeutende Reformpädagoge Kurt Hahn einmal treffend formulierte: „Es gibt nicht nur ansteckende Krankheiten, es gibt auch ansteckende Gesundheit.“

Literatur:

H. Barz (2018): Reformpädagogik. Innovative Impulse und kritische Aspekte. Weinheim

H. Barz (Hrsg.) (2019): Bildung und Schule – Elternstudie 2019. Münster

H. Barz / B. Kroll (2018): Bildung und Gesundheit. In: H. Barz (Hrsg.): Handbuch Bildungsreform und Reformpädagogik. Wiesbaden

J. Dräger & R: Müller-Eiselt (2015): Die digitale Bildungsrevolution. München

J. Dräger (2020): Bitte keine Pseudo-Digitalisierung in der Schule. In: Tagesspiegel vom 20.09.2020. Verfügbar unter: https://www.tagesspiegel.de/wissen/laptops-und-lernplattformen-bitte-keine-pseudo-digitalisierung-in-der-schule/26200362.html

S. Liebenwein / H. Barz / D. Randoll / P. Loebell / U. Keller u.a. (2012): Bildungserfahrungen an Waldorfschulen. Empirische Studie zu Schulqualität und Lernerfahrungen. Wiesbaden

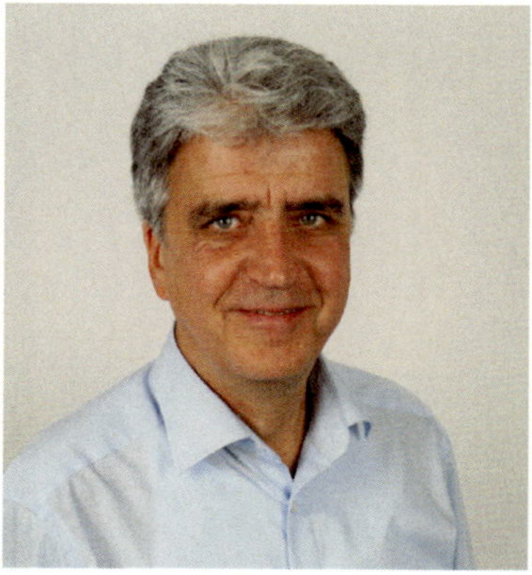

Zum Autor: Prof. Dr. Heiner Barz ist Bildungsforscher an der Universität Düsseldorf.

Foto privat

„100 Prozent keimfähig"

Im Gespräch mit dem Gartenbaulehrer Andreas Höyng über Wachstumsbedingungen

von Tessin-Zentrum: *Der Gartenbau ist fester Bestandteil des Waldorfcurriculums. Warum hat er an Waldorfschulen diesen besonderen Stellenwert?*

Andreas Höyng: Als Rudolf Steiner im Jahre 1919 begann, den Lehrplan für die Waldorfschule zu entwickeln, entstand ein Kunstwerk, dessen Inhalt immer aktueller geworden ist. Neu war unter anderem, dass die Unterrichtsfächer nicht nur der Wissensvermittlung dienen. Sie sollen auch Hilfen für die gesunde geistig-seelische und leibliche Entwicklung sein. Außerdem wird nur dann der ganze Mensch bildungsmäßig angesprochen, wenn neben den wissenschaftlichen, auch künstlerische und praktische Fächer herangebracht werden. Das Fach Gartenbau hat dabei die Besonderheit, dass die Kinder im Umgang mit Erde, Pflanzen und Tieren sich nicht nur Fähigkeiten im Umgang mit dem Lebendigen erarbeiten, sondern durch ihre Tätigkeit vielfältige Produkte entstehen, die anderen Menschen zugute kommen. Es wird im Unterricht unmittelbar erlebt, dass der Mensch für seine Mitmenschen arbeitet. Gleichzeitig entsteht dabei ein Verantwortungsgefühl gegenüber den Naturreichen.
Rudolf Steiner ging es bei der Arbeit an der Erde in erster Linie darum, dass die Kinder in eine Seelenstimmung versetzt werden, später einmal richtige Entscheidungen zu fällen im Umgang mit dem Lebendigem. Er sah voraus, dass die Ausplünderung unseres Planeten in Katastrophen führt, wenn wir dem Leben rein technisch und mechanistisch begegnen. Das Prinzip des Lebendigen lässt sich nicht ohne Schaden, ohne Krankheit mechanisieren. Junge Menschen sollen dafür ein Empfinden bekommen, dass alles Lebendige unter anderen Entwicklungs- und Wachstumsbedingungen steht. Das gilt es, altersgemäß pädagogisch zu begleiten.

Rudolf Steiner weist darauf hin, dass, wenn ich als Kind an der Erde schaffe, sich dies als Fähigkeit im Erwachsenenalter metamorphosiert in Sozialfähigkeit.

VTZ: Wie sieht die altersgemäße pädagogische Begleitung aus?

AH: Das Kind lebt anfangs in einem Paradieszustand, ist eins mit der Natur. Das Kind ist mit der Natur so verbunden, dass es sich gar nicht von ihr getrennt empfindet. Entwicklungspsychologisch tritt diese Trennung erst um das neunte Lebensjahr ein, mit dem sogenannten Rubikon. Jetzt wollen die Kinder mithelfen. Das Kind erlebt am Erwachsenen, dass die Natur ergriffen wird, dass er in ihr sinnvoll tätig ist. Das geht so bis zur Pubertät. Ab dann, wo der Mensch den Widerstand sozusagen am Knochen spürt. Michael Bauer prägte den Satz: „Nur am Widerstand kann sich der Willensfunke entzünden." Am physischen Widerstand werden Fähigkeiten entwickelt. Hinzu tritt die Fähigkeit zur Einsicht, überhaupt des Verstehenwollens, warum etwas so gemacht wird.
In diesem Alter zählt nicht mehr Nachahmung, sondern der Schüler muss am Erwachsenen erleben: Er arbeitet, weil es Sinn macht. Das ist keine Frage der Lust ohne Unlust. Der Pubertierende sucht diese Qualität am Erwachsenen, sonst weigert er sich, nimmt es ihm nicht ab, wenn er diese Qualität, die ich ihm abverlange, nicht am Erzieher selber wahrnimmt. Überzeugend wirkt nur der Lehrer, der ein engagiertes und liebevolles Verhältnis zu seinem Fach darlebt. Im Garten muss es mehr sein, als die Anregung zum Spiel. Das Motiv der Arbeit muss nun sichtbar sein. Die Ergebnisse der Arbeit zeigen sich unter anderem in Werten, die geschaffen wurden. Fachliche und botanische Kenntnisse stellen sich dabei nebenher ein.
Die Jugendlichen übernehmen jetzt stufenweise Verantwortung. Die Sinnhaftigkeit muss ich erlebbar machen, nicht durch intellektuelle Erklärung, sondern durch die Sache selbst. Wenn man nicht gießt, geht die Pflanze ein … Wurden vorher Arbeiten oft aus Begeisterung übernommen, geht es jetzt darum, dass zunehmend Pflichten übernommen werden – nach dem Motto Goethes „Wo man liebt, was man sich selbst befiehlt."

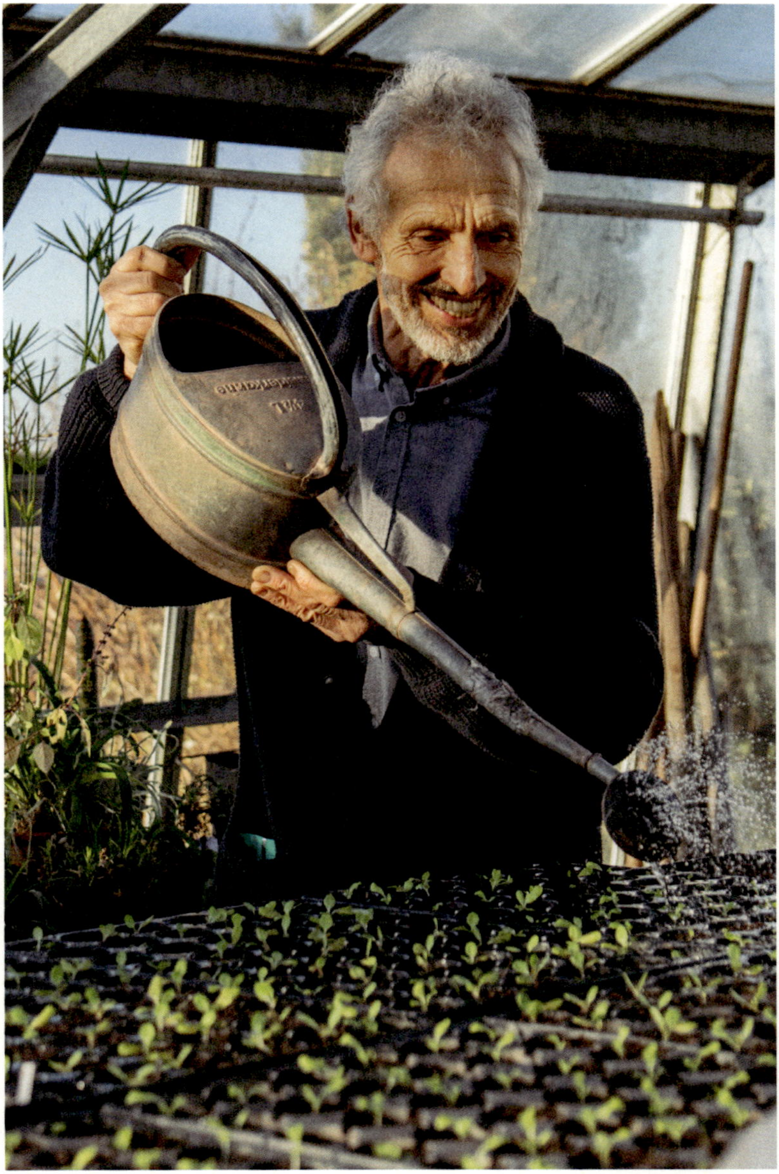

Foto: Judit Stott

VTZ: Wie kann denn die Arbeit praktisch so gestaltet werden, dass das soziale Miteinander gefördert wird?

AH: Haben wir eine Gruppe Kinder zum Beispiel an das Umgraben gestellt, so kann man immer wieder erleben: Am liebsten steckt sich jeder sein Stück ab und dann wird losgearbeitet, ohne Rücksicht auf den vielleicht schwächeren Nebenmann. Wer erlebt hat, wie man früher bei der bäuerlichen Arbeit in der Reihe mitgenommen wurde – jeder hackte so breit, wie es in seinen Kräften stand –, der Stärkere hackte soviel von seinem schwächeren Nebenmann mit, dass alle gleichzeitig vorwärts kamen – das gilt es immer herauszuholen bei den Kindern.
Bei weniger beliebten Arbeiten hört man öfters: Das kann ja der andere tun. Auch hier muss die Arbeit so geleitet werden, dass es den Kindern zum Erlebnis wird: einer arbeitet für den anderen.
Ein weiteres Beispiel: Im Frühjahr sollen auf einem Beet Möhren gesät werden. Für die Aufgabe haben sich drei Jungen und zwei Mädchen gemeldet. Nach einer Besprechung – möglichst kurz – wird angefangen. Alle werden zunächst den Boden lockern. Ist das geschehen, können sie beginnen, Beete abzumessen, Schnüre zu spannen und Pfade abzutreten, danach glatt zu harken und Saatrillen zu ziehen. Diese Arbeiten können innerhalb der Gruppe gewechselt werden, bis die ganze Fläche fertig daliegt. So geht es vom gemeinsamen Tun zu vielgegliederten Tätigkeiten und wieder zu gemeinsamer Arbeit über. In solch einer Stunde erleben sich die Schüler in gegenseitiger Verantwortlichkeit. Sie mussten sich so untereinander abstimmen, dass jeder einzelnen Arbeit von der ordentlichen Ausführung des anderen abhängig war. Am Schluss der Stunde steht die Erfahrung: Die Arbeit ist etwas Gemeinsames und beglückt. Damit wird ein soziales Empfinden veranlagt.

VTZ: Hat der Gartenbau nicht auch die Aufgabe, einen Beitrag für eine gesunde Ernährung leisten?

AH: Die Frage ist: Können wir ein Verhältnis im reifen Menschenalter für die Qualität der Nahrung haben, wenn uns nicht in der Kindheit Duft oder Geschmack tief genießerisch beeindruckt haben? Sorgen wir im Garten für Düfte und Aromen, sorgen wir dafür, dass Erlebnismomente entstehen, dass reifer Mist duftet wie Walderde, dass man weiß, wie sich der Humus in der Hand anfühlt, dass Möhren oder Radieschen frisch vom Feld gekostet werden dürfen, und wenn gar zu Hause oder in der Schule die Früchte des Schulgartens weiter zubereitet werden, dann müsste daraus ein Qualitätsempfinden für gesunde Nahrung erwachsen.

VTZ: *Und wie setzt sich der Gartenbau dann fort?*

AH: Zum Lehrplan der 10. Klasse gibt es von Steiner nur eine einzige Angabe: Veredeln! Damit ist das Grundmotiv des Gartenbaus überhaupt angesprochen, das Ergreifen der Erde, der Natur, die gegeben ist, zu kultivieren. Wir sind auf der Erde, um die Erde zu verwandeln; wir sind nicht nur naturgegebene Wesen, sondern zugleich auch Kulturschöpfer.

VTZ: Unter Pandemiebedingungen wurde der Schulgarten regelrecht zu einem therapeutischen Ort. Welche konkreten Beobachtungen haben Sie gemacht?

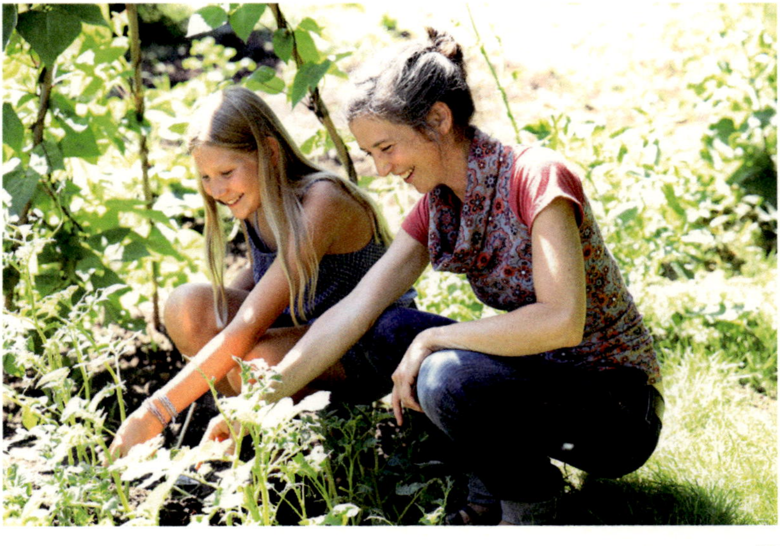

AH: Ein Aha-Erlebnis war es zu erleben, wie wenig Zeit wir normalerweise haben. Ich höre sonst im Unterricht schon kleine Kinder sagen: „Ich habe keine Zeit heute!" Ich fühlte mich in der Corona-Zeit an meine eigene Kindheit erinnert. Es gab keine Termine. Im ersten Lockdown hatten wir plötzlich Zeit.
Jeder erlebt, wie schnell die Zeit vergeht, wenn ich vor dem Computer sitze. Man hat das Gefühl, dass die Lebenskräfte weggesogen werden. Dagegen das Hineintauchen in die Naturumgebung: Im Wald bin ich erfrischt.
Und die Kinder begannen, sich mit der Natur zu verbinden, in ein selbstvergessenes Spiel am Gartenteich oder in eine unmittelbare Beziehung mit den Tieren zu kommen.

VTZ: Die Waldorfpädagogik hat den Anspruch nicht nur zu einem guten Schulabschluss zu führen, sondern gesundend und fördernd auf die ganze Biographie des Einzelnen zu wirken. Was bedeutet nun in dieser Hinsicht die Arbeit des jungen Menschen für die weitere Biographie?

AH: Rudolf Steiner stellt in einem Vortrag vor Ärzten einen Zusammenhang zwischen physischer Arbeit und Imaginieren her: „Ich habe immer gefunden, zum Imaginieren hat es ungeheuer viel beigetragen, dass ich als Knabe Holz gehackt, Kartoffeln aufgenommen habe, mit dem Erdspaten gearbeitet habe, gesät habe und Ähnliches. Und ja, ich will nicht mit diesen Dingen renommieren, aber diese Dinge einmal gemacht zu haben, erleichtert das Wiederheraufbringen in die Muskeln. Eine Anstrengung, um das Imaginieren leichter zu haben, gerade so, wie wenn Sie sonst etwas gewöhnt sind, so ist es, wenn Sie die Muskeln gerade in der Jugend angestrengt haben, wenn Sie später imaginieren wollen. Aber sehen Sie, da nutzen einem nicht Bewegungen, die nicht Arbeit sind. Das Spielen eigentlich nützt einem für das Imaginieren nichts. ... Ich will nichts gegen das Spielen an sich sagen, Sie brauchen ja nur an meine pädagogischen Dinge heranzugehen, so werden Sie sehen, dass ich nichts gegen das Spiel habe. Im Gegenteil."
Das Imaginieren, diese Qualität einer Erkennistätigkeit, brauchen wir heute in besonderem Maße, um die Erde als lebendigen Organismus auf-

zufassen. Dazu kann der Gartenbau einen wesentlichen Beitrag leisten. Das Kind soll sinnvolle Tätigkeiten machen bei voller Notwendigkeit für das Spielerische, für alles Schöpferische. Man muss schon diesen Gedanken haben, und das ist ja das Zentrale der Waldorfpädagogik, dass sich die Fähigkeiten verwandeln. Dieses Satt-in-den-Leib-Hineingehen ist nötig für spätere Erkenntnistätigkeit. Da wird das, was ich außen mit den Muskeln gemacht habe, innerliche Tätigkeit, bildschaffende Tätigkeit. Das Schöne in der Corona-Zeit war: Ich brauchte nicht einzugreifen, die Begegnungen verschiedener Altersstufen, es war friedlich im Garten, weil der Zeitdruck wegfiel, die Kinder arrangierten sich, halfen mit und spielten miteinander. Ein Konzept, das wir mühsam installieren müssten! Ich war die ganze Zeit am Arbeiten im Garten und habe nur ab und zu hingeschaut und war einfach da.

VTZ: Welche Bedeutung hat die anthroposophische Menschenkunde nach inzwischen über hundert Jahren für die Zukunft?

AH: Wir sollten alles tun, um die „Frische des Lebens“ zu kultivieren. Wir brauchen Gegengewichte zum Digitalen, das mit Wucht kommen wird. Warum sollte man noch von Hand scheiben lernen, warum Epochenhefte führen? All diese lang gepflegten Waldorfelemente werden total in Frage gestellt und neu gegriffen werden müssen.
In der Hundert-Jahr-Feier-Konferenz habe ich ein Beispiel aus dem Gartenbau gebracht, als ich von einem riesigen Kürbis berichtete, den die Schüler aufgeschnitten haben und bemerkten: „Der ist ja hohl!“ – Ich wandte ein: „Aber Samen sind drin.“ So wie der Same aus einem Lebensprozess verdichtet ist, Keimkraft enthält und darauf wartet, wieder zum Leben erweckt zu werden, so warten die zu Begriffen geronnenen Gedanken der „Allgemeinen Menschenkunde“, die dem Quell geistiger Lebendigkeit entstammen, von jedem Lehrer im konkreten Unterricht wieder verlebendigt zu werden: Und diese Gedanken sind „100 Prozent keimfähig!“

Leibwerden im Zeitalter des Metaversums

von Edwin Hübner

„Also ist Hiro eigentlich gar nicht hier. Er ist in einem computergenerierten Universum, das ihm sein Rechner auf die Brille malt und in seine Kopfhörer pumpt. Hacker nennen diesen imaginären Ort das Metaverse. Hiro verbringt eine Menge Zeit im Metaverse." Das schrieb Neal Stephenson 1992 in seinem Science-Fiction Roman „Snow Crash". 30 Jahre später verkündet Facebook Gründer Mark Zuckerberg, dass sein Konzern daran arbeitet, im Internet einen plattformübergreifenden virtuellen Raum zu schaffen, den man mithilfe eines Datenhelms betritt. Dort soll man sich über seinen Avatar mit Arbeitskollegen besprechen, einkaufen, seine Freizeit verbringen, sich informieren und bilden können, kurz: den größten Teil seines Lebens verbringen. Alles, was bereits heute im Internet möglich ist, soll eine neue Stufe erreichen: Der Mensch schaut nicht mehr nur auf einen Bildschirm, sondern wähnt sich mitten im virtuellen Raum drinnen.
Die Entwicklung des Metaversums ist nicht nur eine Initiative des Konzernverbundes Meta Platforms – der neue Name der Facebook Inc. –, sondern aller großen Internet-Konzerne. Künstliche virtuelle Welt und Realität sollen sich derart überlagern, dass der Mensch sie nicht mehr unterscheiden kann.

Leiblosigkeit

„Von den müden Knochen, die normalerweise mein Körper-Ich bilden, ist nur noch eine glänzende, goldene Hand geblieben, die vor mir schwebt wie Macbeths Dolch. Ich strecke meine Finger aus und gleite quer durch das Büro zum Bücherregal an einer Wand. [...] Ich zeige nach oben und beginne aufzusteigen, direkt durch einen der Tragbalken über mir hindurch" (Rheingold 1992, S. 283).

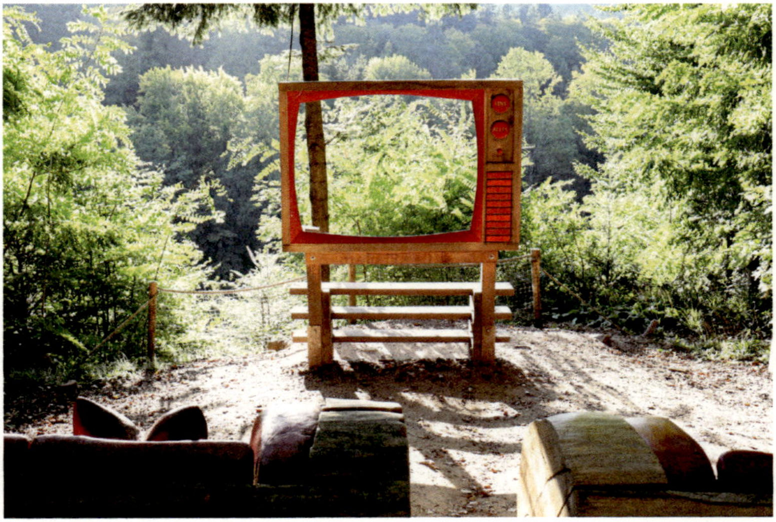

Wer mit einem Datenhelm Google Earth virtuell betritt, erlebt das heute unmittelbar. Er schwebt als körperlose Geistseele über die Kontinente hin. Er kann Lhasa von oben sehen oder San Francisco, die Sahara oder sonst etwas. Der Leib bleibt dabei unbewegt zurück.

In abgeschwächter Form ist das bereits bei allen Bildschirmmedien der Fall: Ich trete seelisch-geistig aus meinem Leib heraus, überwinde dessen räumliche und zeitliche Begrenztheit. Das ist verführerisch, besonders für Kinder. Sie müssen sich jedoch überhaupt erst in die realen räumlich-zeitlichen Verhältnisse der Welt und ihres Leibes einleben. Das geht aber nur in der Auseinandersetzung mit der realen Welt. Virtualität behindert die gesunde Entwicklung ihres Leibes. Ein gesunder Leib ist die Basis, um in der Welt ohne Einschränkungen tätig werden zu können. Deshalb kann die Bedeutung, die ein gesund ausgebildeter Leib für das ganze Leben des Kindes haben wird, nicht überschätzt werden. Hiro sollte also nicht „eine Menge Zeit im Metaverse" verbringen.

Der Leib

Schauen wir den Leib etwas genauer an. Das Erlebnis meines Leibes ist von demjenigen meines Körpers zu unterscheiden. Wenn ich mich im Spiegel sehe, dann zeigt sich dort die Außenseite meines Leibes, so wie ihn meine Mitmenschen sehen: Das ist mein Körper. Meinen Leib erlebe ich von innen her, denn ich wohne in ihm. Diese Innensicht unterscheidet sich fundamental von der Außensicht auf mich. Letztere sieht mich als Gegenstand wie alle anderen Dinge der Welt auch. Im Leiberleben dagegen bin ich in der Welt verankert. Denn mein Leib ist immer da; ich kann ihn nicht einfach wie einen Koffer irgendwo stehen lassen. Mein Leib ist in seiner „Ständigkeit" absolut und nur er ermöglicht mir, dass sich mir alle anderen Gegenstände zeigen können.

Mein Leib ist mein Ankerpunkt in der Welt, nur mit ihm und von ihm aus kann ich Welt erleben. Der französische Phänomenologe Maurice Merleau-Ponty sagt daher zu Recht: „Der Leib ist unser Mittel überhaupt, eine Welt zu haben" (Merleau-Ponty 1966, S. 176).

Gesunde Leibentwicklung

Der Leib ist ein Teil der Natur, er „ist die Natur, die wir selbst sind", wie der Philosoph Gernot Böhme formulierte (Böhme 2003, S. 63). Das Kind bedarf daher einer Umgebung, die ihm erlaubt, sich gemäß dieser Natur zu verhalten. Es bedarf der Anregungen und Herausforderungen, seine Grob- und Feinmotorik auf vielfältigste Weise zu üben. Kinder brauchen tragfähige Bindungen zu Erwachsenen, mit denen sie in vielfältigem sprachlichen Austausch stehen. Sie bedürfen auch der Anlässe, die sie zu eigenen phantasievollen Gedanken anregen. Vor allem aber benötigen sie für die gute Entwicklung ihres Leibes vielfältige Sinneserfahrungen, die ihnen erlauben, ihre Sinne umfassend auszubilden, denn die „Kommunikation mit der Welt" setzt gesund ausgebildete Sinne voraus. Gerade in einer medial vernetzten Welt ist daher die möglichst häufige Begegnung mit der Natur sehr hilfreich. Denn man muss sich bewusst sein: Das Leben in der frühen Kindheit prägt die Struktur des Gehirns. Ist diese einmal gebildet, kann sie im späteren Lebensalter nur mit großen Anstrengungen verändert werden.

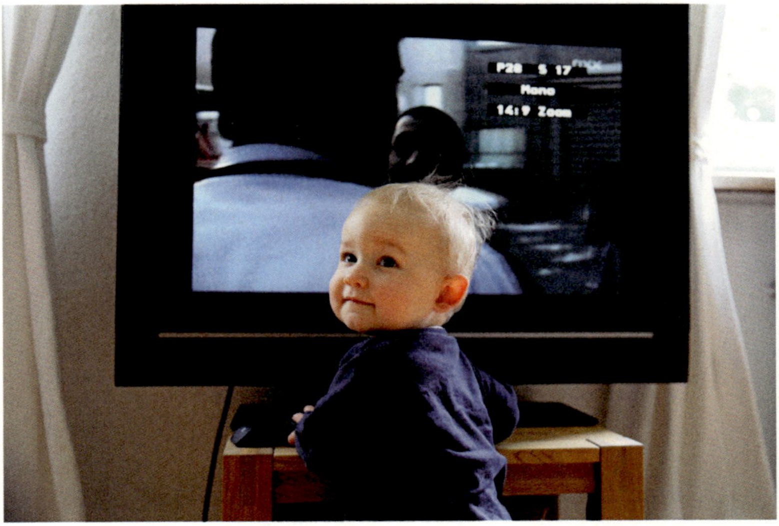

Inmitten der Maschinen

In Urzeiten, als die Menschheit bloß über Werkzeuge und einfache Vorrichtungen verfügte, lebte der Mensch inmitten der Natur. Indem er eine technische Zivilisation schuf, trat er in den selbst geschaffenen künstlichen Raum ein, der sich gegenwärtig in den virtuellen fortsetzt. Im Laufe dieser Entwicklung stellte sich die Gesamtheit der Maschinen immer mehr zwischen den menschlichen Leib und die umgebende Natur: Die Kraftmaschinen zwischen Erdboden und Gliedmaßen, die Bildschirme und Lautsprecher zwischen Sinnesorgane und Welt, die parasozialen Netzwerke (Hagen 2021, S. 69) zwischen Mensch und Mensch. Am deutlichsten zeigt sich diese Spaltung bei den menschlichen Sinnen. Diese bilden einen Organismus. Jeder Sinn zeigt einen bestimmten Aspekt der Welt. In der Gesamtheit der verschiedenen Sinneserlebnisse wird ein gegenüberstehender Körper bewusst. Dabei tragen die den eigenen Leib wahrnehmenden Sinne, vor allem Tast- und Bewegungssinn zum (unterschwelligen) Urteil bei, dass ein Gegenstand real oder virtuell ist.

Während der Nutzung eines Mediums – und zwar bei jedem Medium, auch dem Buch – wird die Einheit des Sinnesorganismus gespalten:

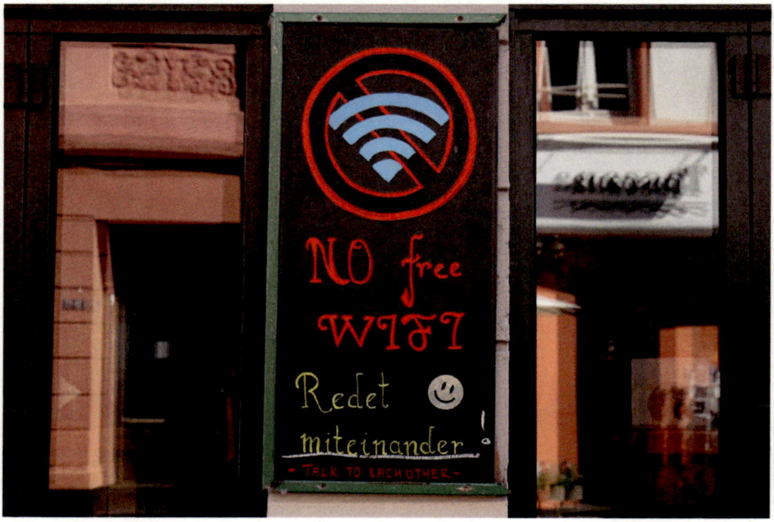

Meist treten Auge und Ohr in den virtuellen Raum des Mediums ein, während die anderen Sinne den realen Raum wahrnehmen.
Bei VR-Brillen ist diese Trennung am stärksten. Bei längerem Gebrauch einer VR-Brille können sogar ähnliche Symptome wie bei der Reisekrankheit auftreten: Übelkeit, Schwindel, Kopfschmerzen, Erbrechen. Man spricht von der Simulator- oder VR-Krankheit. Die Selbstwahrnehmung des Leibes stimmt nicht mit den Erlebnissen des Seh- und Hörsinns überein und der Leib reagiert mit Unwohlsein.
Wenn der Mensch ein Werkzeug handhabt, dann trainiert er zugleich seine Sensomotorik. In dem durch Displays oder einer VR-Brille eröffneten virtuellen Raum ist es anders. Da der Leib weitgehend ausgeschlossen ist, kann die Sensomotorik nur in Bezug auf die virtuellen Verhältnisse tätig werden – und verkümmert.
Unser Leben mit digitalen Apparaten führt zu einer Atrophie der Hände. Wir handeln nicht mehr, sondern wir fingern und wischen auf Bildschirmen. „Der ‚fingernde, handlose Mensch' der Zukunft, der Homo digitalis, handelt nicht. Die ‚Atrophie der Hände' macht ihn handlungsunfähig" (Han 2017, S. 47).
In der Tat: Immer mehr Kinder haben Schwierigkeiten, Stifte richtig zu

halten, da die Muskulatur ihrer Finger nicht genügend ausgebildet ist; ihnen fehlen fundamentale Bewegungsfähigkeiten der Hände.
Das stundenlange Starren auf Smartphones oder Tablets hat eine epidemische Zunahme der Kurzsichtigkeit bei Kindern und Jugendlichen zur Folge (Dolgin 2015, Spitzer 2018, S. 45 ff.). Der Anteil der Kinder mit Sprachdefiziten ist seit vielen Jahren hoch, vor allem wird immer wieder eine starke Korrelation zur Intensität der Bildschirmmedien diagnostiziert (z.B. BLIKK-Medien-Studie 2017).

Gefährdung der Jugendlichen

Bezüglich der Mediennutzungszeiten wachsen die Kinder in einen seit längerer Zeit anhaltenden Trend hinein. Mitte der 1960er Jahre verbrachte ein Mensch täglich rund 3,5 Stunden mit TV, Radio und Zeitung. Bei den 14- bis 19-Jährigen beträgt die Nutzungszeit für alle verfügbaren Medien heute rund 8,3 Stunden täglich (ARD/ZDF 2020).
Die Psychologin Jean M. Twenge ging der Frage nach, wie sich das Leben der Teenager in den USA über die letzten Jahrzehnte hin verändert hat. Sie stellt fest, dass das Leben eines Teenagers physisch sicherer geworden ist als je zuvor: Jugendliche sind weniger in Autounfälle verwickelt, konsumieren weniger Alkohol, Mädchen wurden weniger oft schwanger usw. Diese Entwicklung kontrastiert jedoch auffallend mit dem Befund, dass die jungen Menschen seelisch verwundbarer sind als je zuvor: Depressive Symptome nehmen zu, die Selbstmordrate steigt (Twenge 2017, S. 107 ff.), deutlich verstärkt in der Corona-Zeit (Green 2021). Auch in Deutschland ist jedes dritte Kind davon betroffen (COPSY-Studie 2021).
Eine Studie des Informatikers Alexander Markowetz zeigte, dass ein Smartphone-Nutzer statistisch gesehen alle 18 Minuten seine jeweilige Tätigkeit unterbricht, um etwas mit dem Gerät zu machen. Dadurch gewöhnt er sich ein Verhalten an, das seine geistige Leistungsfähigkeit vermindert; er verlernt, sich auf eine Sache zu konzentrieren. Die ungebremste Smartphone-Nutzung hat – so Markowetz – eine „unmittelbare Störung unserer Produktivität und einen Verlust an Lebensglück“ zur Folge (Markowetz 2015, S. 17). Ja, selbst wenn das Smartphone nur still neben dem Menschen liegt, reduziert sich dessen Leistungsvermögen

(Ward et al. 2017). Markowetz fragt: „Wie sehen adäquate Schutzkonzepte aus, wie sollten wir als Eltern und Lehrer unsere Kinder auf die Tücken der neuen Technik vorbereiten?", um dann die wesentliche Aufgabe der Gegenwart zu formulieren: „Die zentrale Herausforderung des 21. Jahrhunderts ist, die menschliche Psyche im Umgang mit digitalen Geräten zu retten" (Markowetz 2015, S. 25).

Gesundheit steht im Zentrum

Es ist viel davon die Rede, dass in den Schulen ein größerer Wert auf die Medienpädagogik gelegt werden müsse. Aber noch wesentlicher ist der Blick darauf, dass die Kinder und Jugendlichen ihren Leib und ihr seelisches Leben gesund entwickeln können. Das Leben in einem hochtechnischen Alltag wirkt sich nachteilig auf ihre Gesundheit aus. Das erfordert ein radikales Umdenken. Das Schulleben muss vom Gesichtspunkt der Gesundheit gründlich reformiert werden. Das beginnt bei den räumlichen und zeitlichen Verhältnissen. Sind die Schulhäuser so gestaltet, dass sich die Kinder darin wohlfühlen? Sind die Stundenpläne so eingerichtet, dass sich die Kinder eine längere Zeit auf ein Thema konzentrieren können? Sind die Lehrkräfte frei, die Unterrichtsthemen so wählen zu können, wie es der jeweiligen Lerngruppe angemessen ist? Welche Prüfungen sind pädagogisch gesehen wirklich notwendig? Wird von allen Beteiligten das Leben und Lernen in der Schule als sinnvoll erlebt? Steht den Kollegien weitgehende Gestaltungsfreiheit zur Verfügung?

Lehrerinnen und Lehrer brauchen dafür Unterstützung und Beratung, schriftliche Handreichungen und vor allem einen die Schulen übergreifenden Austausch von Erfahrungen und Ideen. Sie brauchen auch dringend Fortbildungsangebote. Dazu bedarf es der Zentren, die diesen Austausch moderieren, die Weiterbildungen anbieten und von denen Anregungen und Impulse für eine gesunde Gestaltung des Schullebens ausgehen.

Hiro muss erst einmal gelernt haben, da zu sein, bevor er das Metaverse sinnvoll nutzen kann.

Literatur:
G. Böhme (2003): Leibsein als Aufgabe. Zug/Schweiz
W. Hagen (2021): Neudasein. Berlin
B.-C. Han (2017): Im Schwarm. Berlin
A. Markowetz (2015): Digitaler Burnout. München
M. Merleau-Ponty (1966): Phänomenologie der Wahrnehmung. Berlin
H. Rheingold (1992): Virtuelle Welten. Reinbek
K. Schwab (2018): Die Zukunft der Vierten Industriellen Revolution. München
M. Spitzer (2018): Die Smartphone-Epidemie. Stuttgart
N. Stephenson (1992): Snow Crash. Frankfurt/Main
J. Twenge (2017): iGen. New York

Links (letzte Zugriffe 15.01.2022):
BLIKK-Medien-Studie 2017: https://www.bundesgesundheitsministerium.de/fileadmin/Dateien/5_Publikationen/Praevention/Berichte/Abschlussbericht_BLIKK_Medien.pdf
COPSY-Studie (2021): https://www.uke.de/allgemein/presse/pressemitteilungen/detailseite_104081.html
E. Dolgin (2015): https://www.spektrum.de/magazin/kurzsichtigkeit-die-neue-pandemie/1359259
E. Green (2021): Surge of Students Suicides Pushes Las Vegas Schools to Reopen. https://nyti.ms/3oeJ33Q
A. Ward et al. (2017): Brain Drain. https://www.journals.uchicago.edu/doi/10.1086/691462

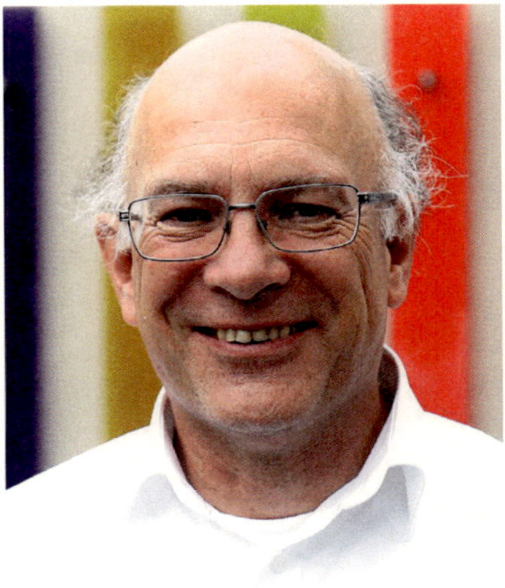

Zum Autor: Dr. Edwin Hübner ist Lehrer für Mathematik, Physik und Religion an der Freien Waldorfschule Frankfurt/Main und Professor für Medienpädagogik an der Freien Hochschule Stuttgart

Foto: Freie Hochschule Stuttgart

Sprache, die Gesundheit bewirkt

von Rainer Patzlaff

Dass gesprochene Worte ein Gesundheitsfaktor sein können, dieser Gedanke war der Medizin lange Zeit so fremd, dass er in der Ausbildung der Ärzte nirgends auftauchte. In der Sprache sah man nur ein Zeichensystem zur Informationsübermittlung, realisiert durch „codierte Schallwellen". Man wusste zwar, was ein böses Wort gesundheitlich anrichten kann. Dass aber positive Worte Patienten heilen können, galt als Aberglaube, und das schien berechtigt, wenn man auf die Dekadenz heutiger Sprache blickte: Im Altertum wurde in den Worten noch eine reale Essenz erlebt, die von Herz zu Herz ging und sogar magische Wirkung entfaltete. In der neueren Zeit aber zog sich das seelisch-geistige Leben immer mehr aus den Worten heraus, sodass sie allmählich zu leeren Hülsen verkamen. Rudolf Steiner sprach 1918/19 bereits von der „Weltherrschaft der Phrase", die auch viele spätere Kritiker beklagten. Wie sollten solche Worte Gesundheitskräfte generieren?
Ab etwa 1980 nahm die Entfremdung von der Sprache ungeahnte pathologische Formen an (Patzlaff 2017, Kap.1): In den Industriestaaten verließen (und verlassen bis heute) Millionen Jugendliche die Schule als funktionale Analphabeten, denen sich der Sinn selbst einfacher Texte nicht erschließt. Damit nicht genug: Seit 1990 häufen sich weltweit bei drei- bis fünfjährigen Kindern Sprachentwicklungsstörungen ohne organische Ursachen. Die Inzidenz stieg bis 2000 auf rund 20 Prozent, 2010 in Deutschland auf 30 Prozent. 2021 stieß eine Studie an 22.500 Kindern auf 40 Prozent (Institut für Generationenforschung 2021). Im selben Jahr kam die SWIFT-Studie sogar auf 47 Prozent. Rollt da eine Lawine?

Sprechen ist Bewegungskunst

Der Spracherwerb, der Kindern früher spielend leicht fiel, droht immer schwieriger zu werden. Beobachter verwiesen zu Recht auf die Spracharmut vieler Elternhäuser, verstärkt durch exzessiven Bildschirmkonsum. Jedoch trifft das keineswegs auf alle zu. Das Problem liegt noch tiefer: In den 1990er Jahren entdeckten Ärzte und Pädaudiologen, dass Sprachentwicklungsstörungen auffällig häufig mit motorischen und sensorischen Entwicklungsmängeln einhergehen (Patzlaff 1999, S. 789). Sprachgesunde Kinder im Alter von 3 – 6 Jahren zeigten z.B. bei Tests hochsignifikant bessere Leistungen in der Tast- und Berührungswahrnehmung als gleich alte Kinder mit Sprachauffälligkeiten. Daran hätte deutlich werden können, dass die Schwierigkeit in einer Störung des Inkarnationsvorgangs liegt: Um im eigenen Leib anzukommen, widmet sich das Kind zunächst der sensomotorischen Ausbildung seiner Grobmotorik. Auf sie baut die feinmotorische Beherrschung der mehr als hundert Muskeln auf, die an dem Sprechvorgang beteiligt sind – eine, wie wir heute wissen, unvorstellbar komplexe Leistung. Perfekt gelingen kann sie nur, wenn der „Bewegungsmensch“ sich frei und eigenaktiv entfalten darf, und da türmen sich heute zahllose Hindernisse auf.

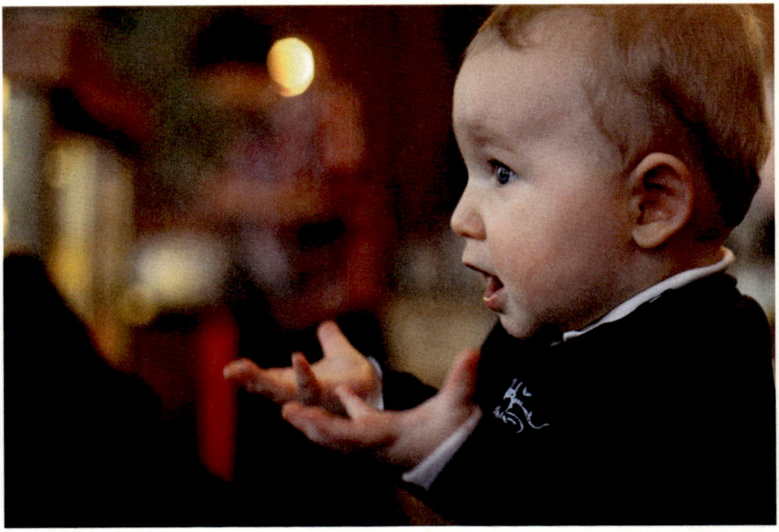

Die treibende Kraft hinter dem weisheitsvollen Bewegungsdrang ist die Individualität, die aus der vorgeburtlichen Welt kommend in den Leib einziehen möchte. Sie zeigt sich früh an der Art und Weise, wie das Baby motorisch auf das Ziel der Aufrichtung zusteuert: Die gestaltet sich nämlich bei jedem Kind völlig individuell (Largo 2004, S. 43 f.). Steiner bezeichnet die verborgene, unbewusst wirkende Zentralkraft des Kindes als das „höhere Ich" oder das „zweite Selbst", das bis zum Erwachen des Ich-Bewusstseins noch intensiv mit der geistigen Welt verbunden ist, so dass ihm das Wunder gelingen kann, im Stimmtrakt und in der Gehirnbildung das Sprech- und Sprachvermögen anzulegen (Steiner 1987, S. 13 ff.). Wohlgemerkt: anzulegen! Denn bei aller Energie und Selbstlernfähigkeit, welche das Kind mitbringt, bliebe es dennoch sprachlos, wenn es nicht auf sprechende Menschen träfe. Ohne dass die Erwachsenen es wissen, lebt in den Worten, die sie dem Kind liebevoll schenken, eine geheimnisvolle Kraft, die nicht nur das Aneignen der Sprache ermöglicht, sondern sogar das Fundament zu einer gesunden Entwicklung seines gesamten Wesens legen kann.

Gesunde Kindesentwicklung durch sprachliche Zuwendung

Forscher der Universität Glasgow analysierten die Interaktionen von 60 Müttern mit einjährigen Kindern und prüften sechs Jahre später, ob sich beim Kind eine Verhaltensstörung, ADHS oder eine emotionale Störung eingestellt hatte. Ergebnis: Je geringer die sprachliche Zuwendung der Mutter zu ihrem einjährigen Kind, desto größer die Wahrscheinlichkeit von psychischen und Verhaltensstörungen im Alter von sieben Jahren. Die Intensität und Qualität der frühen „Sprechverbindung" zwischen Kleinkind und Mutter, so stellten sie fest, ist von großer Bedeutung nicht nur für die gesamte sprachliche Entwicklung, sondern auch für die psychische Gesundheit der Kinder und ihre soziale Kompetenz im Schulkind-Alter (Allely et al. 2013). Bezogen auf die körperliche Gesundheit wäre das Ergebnis vermutlich ebenso positiv ausgefallen. Niemand aber stellte die Frage, wie es überhaupt sein kann, dass allein schon das Hören empathischer Worte so tief in die Leibesprozesse und die Entwicklung des Kindes eingreifen kann. Was geht da zwischen den Menschen vor?

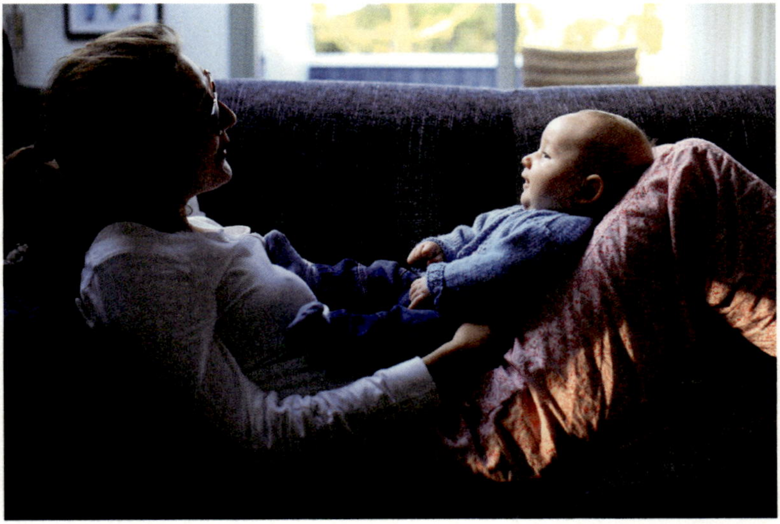

Verborgene Vorgänge beim Hören und Sprechen

Steiner hat dazu aus seiner geistigen Forschung Angaben gemacht, die sich naturwissenschaftlich nachprüfen lassen. Eine davon besagt, dass beim Hören von Sprache der gesamte Körper unmerklich mitschwingt (Steiner 2008, S. 95). Ohne die Angabe zu kennen, entdeckte ab 1967 der Forscher William S. Condon mithilfe von Hochgeschwindigkeitskameras eine bis dahin unbekannte Mikrokinesik, die außen an der gesamten Muskulatur sowohl des Hörers wie auch des Sprechers auftritt, sogar schon bei Neugeborenen, und zwar synchron und gesetzmäßig geformt zu jedem Laut. Condon resümierte: „Bildlich gesehen ist es, als ob der ganze Körper des Hörers in präziser und fließender Bewegung zur gesprochenen Sprache tanzte" (Condon 1974, Übers. Lutzker 1996, S. 43). Sprecher und Hörer bewegen sich demnach in einem gemeinsamen Medium plastisch gestaltender Bewegung (Patzlaff 2017, Kap. 6).
Eine weitere Angabe Steiners besagt, dass jeder gesprochene Laut in die Außenluft eine spezifische Bewegungsgeste formt, die man mit geeigneten Mitteln sichtbar machen könnte (Steiner 2019, S. 22). Weil das niemand untersuchte, begann die Eurythmistin Johanna Zinke 1962

eine dreißigjährige Forschungsarbeit und konnte mit Filmen und Tausenden von Fotos überzeugend nachweisen, dass jeder Sprechlaut in der Außenluft tatsächlich eine eigene Bewegungsgebärde gestaltet, die mit der von Steiner angegebenen eurythmischen Lautform zu korrelieren scheint (Zinke 2001, Maintier 2014).

Zinkes Versuchs-Serien mit mehreren Personen zu ein und demselben Laut belegten intra- und interpersonal die Reproduzierbarkeit der „Luftlautformen". Gleichwohl waren sie wie bei einer Handschrift individuell geprägt und ließen teilweise sogar auf die körperliche Konstitution des Sprechers schließen (Zinke 2001, S. 63). Diese Beobachtung führt uns auf eine wichtige Spur: Anders als beim Lautsprecher entspringt der live gesprochene Laut nicht einer mechanisch schwingenden Membran, sondern einem lebensvollen Organismus, in den die Individualität in frühester Kindheit die Fähigkeiten zur sprachlichen Lauterzeugung eingearbeitet hat. Diese einst erworbenen Potentiale werden aktiviert, sobald wir zum Sprechen ansetzen. Was dann organisch und neurologisch in uns abläuft, bleibt im Dunkel der Unbewusstheit, und doch ist es immer das Willensfeuer unseres Ich, das die Luft in Bewegung bringt und die Sprachlaute individuell prägt. Diese geheime „Ich-Mit-

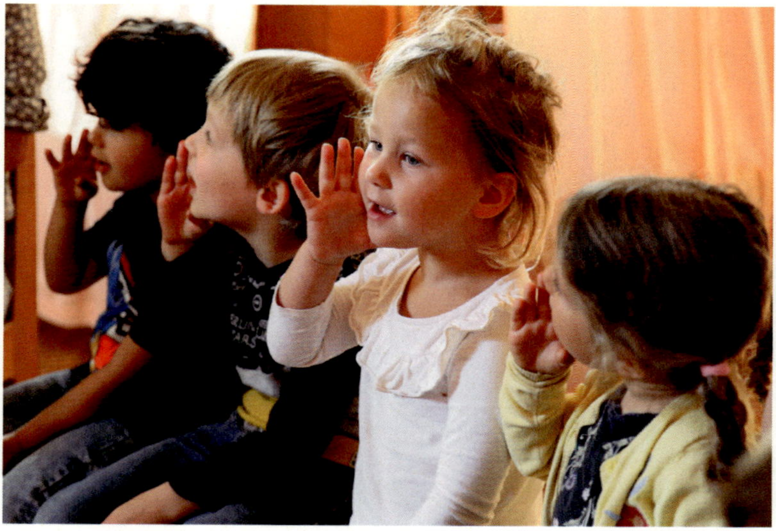

gift“ ist – unabhängig vom Inhalt – die entscheidende Botschaft, die das Kind braucht, um sich gesund entwickeln zu können. Denn hier trifft sein Ich im sinnlich-materiellen Vorgang auf ein geistiges Wesen, wie es selbst eines ist. Dessen Willensfeuer entflammt den eigenen Willen, den irdischen Leib zu ergreifen und sich in ihm zu beheimaten.
Der Erwachsene ahnt kaum, wie intensiv das eigene Sprechen nicht nur in den Körper des Kindes, sondern auch in seinen eigenen eingreift. Der Arzt Armin Husemann fand heraus, dass Konsonanten das gesamte Venenblut des Körpers in ein lebhaftes Wirbelgeschehen versetzen, wobei jeder Laut reproduzierbar einen eigenen Gestus aufweist (Zinke 2001, S. 72 ff.). Auch im Liquor des Rückenmarkkanals dürften Wirbel entstehen, die bis ins Gehirn dringen und dort tätig werden (Husemann 2019, Kap. 6).

Heilen durch Sprache – eine Renaissance

Sprache durchtönt und gestaltet den gesamten Körper. Ob wir es wollen oder nicht – sie verändert die Gehirnbildung, die Chemie des Blutes und vieles mehr (Patzlaff 2017, S. 297 ff.). Was sie bewirkt, liegt in unserer Verantwortung: Gesundheitskräfte regen sich dort, wo Menschen von warmer Empathie innerlich berührt werden. Nicht die Schallwellen stärken sie, sondern der von Herzen kommende Helferwille des Ich, von dem die Worthülle erfüllt ist.
Man darf es als einen Wink des Zeitgeistes ansehen, dass gegenwärtig gerade dieser geistig-reale Hintergrund des gesprochenen Wortes vielen Menschen wichtig geworden ist: Jugendliche, so lehrte mich meine Lehrertätigkeit, loten mit verblüffender Präzision hinter den Worten des Erwachsenen dessen moralische Qualifikation aus – ja, die Besonderheiten seines Wesens, sein Ich. Diese neue, von Steiner vorausgesagte Fähigkeit des übersinnlichen Hörens wird im Roboterzeitalter von großer Bedeutung sein, setzt aber offenbar eine gesunde Sprachentwicklung voraus (Patzlaff 2021, Kap. 11), was deren pädagogische Bedeutung unterstreicht.
Ferner ist zu beobachten, dass Ärzte und Therapeuten sich wieder auf die alte Maxime des Asklepios „Zuerst heile mit dem Wort“ besinnen und deshalb immer mehr Bücher herausbringen (sogar bei führenden

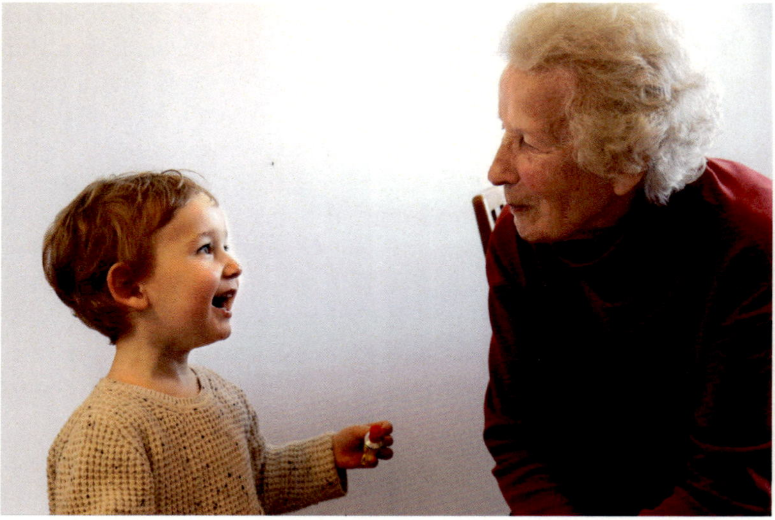

Wissenschaftsverlagen), die schon im Buchtitel die Heilkraft des Wortes zum Thema machen, gestützt auf Experimente, die zeigen, dass ein einziger Satz des Arztes den Heilprozess beschleunigen kann. Universitäten richten dazu Studiengänge ein, und wegen der fragwürdigen Ineffizienz heutiger Patientenberatung fordern Politiker, Patientenverbände sowie Mediziner einen Paradigmenwechsel, der die Kommunikation zu einem „Herzstück der ärztlichen Kunst" macht (Heiland 2018, Vorwort). Aber ist sie nicht auch ein Herzstück der pädagogischen Kunst? Ein Forschungsprojekt der Freien Hochschule Stuttgart, an dem der Autor beteiligt ist, versucht das verstärkt ins Bewusstsein zu rufen.

Literatur:

C.S. Allely et al. (2013): Parent-infant vocalisations at 12 months predict psychopathology at 7 years. Research in Developmental Disabilities, vol. 34 (3), pp.985

W.S. Condon / W.D. Ogston (1967): A Segmentation of Behavior. Journal of Psychiatric Research 5, pp.221-235

W. S. Condon / L.W. Sander (1974): Neonate Movement is Synchronized with Adult Speech. Science Vol.183,11, pp.99-101

R. Heiland (2018): Weil Worte wirken. Wie Arzt-Patienten-Kommunikation gelingt. Stuttgart

A.J. Husemann (2019): Die Blutbewegung und das Herz. Stuttgart

Institut für Generationenforschung (2021): Generation-Alpha-Studie zum Schulstart September 2021 in der Corona-Pandemie. https://www.generation-thinking.de/post/generation-alpha-studie
R. Largo (2004): Kinderjahre. München
P. Lutzker (1996): Der Sprachsinn. Stuttgart
S. Maintier (2014) (Hg. R. Patzlaff): Sprache – die unsichtbare Schöpfung in der Luft. Hamburg
R. Patzlaff (1999): Kindheit verstummt. Erziehungskunst, Heft 7-8, S. 779-802
R. Patzlaff (2017): Sprache – das Lebenselixier des Kindes. Stuttgart
R. Patzlaff (2021): Die Sphinx des digitalen Zeitalters. Stuttgart
R. Steiner (1987): Die geistige Führung des Menschen und der Menschheit. Dornach, GA 15
R. Steiner (2008): Meditative Betrachtungen und Anleitungen zur Vertiefung der Heilkunst. Vortrag 7.1.1924, Dornach, GA 316
R. Steiner (2019): Eurythmie als sichtbare Sprache. Vortrag 24.6.1924, Dornach, GA 279
J. F. Zinke, (2001) (Hrsg. R. Patzlaff): Luftlautformen sichtbar gemacht. Stuttgart

Zum Autor: Dr. Rainer Patzlaff war von 1975 – 2002 Waldorflehrer in Stuttgart, 2001 – 2021 Leiter des Instituts IPSUM, bis 2014 Lehrstuhl Kindheitspädagogik Alanus-Hochschule. Dozent und Publizist.

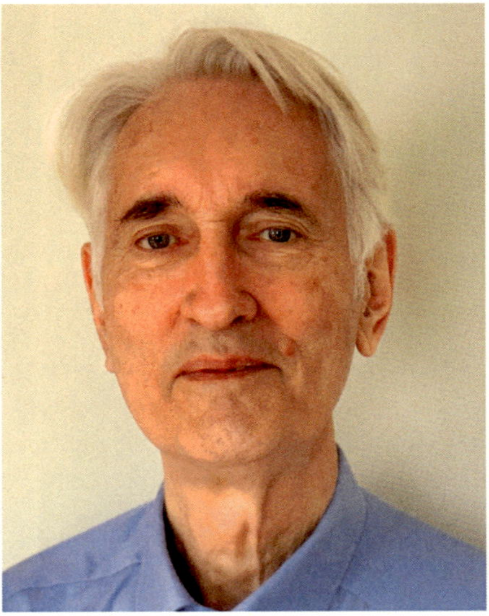

Foto: privat

Lessons learned

Auswirkungen der dritten Welle der COVID-19-Pandemie auf die psychische Gesundheit von Kindern und Jugendlichen an Waldorfschulen

von Jan Vagedes

Die COVID-19-Pandemie hat uns im Hinblick auf den Erwerb von Bildungs- und Sozialkompetenzen der Schülerinnen und Schüler in bisher nicht zu überschauendem Ausmaß vor neue Herausforderungen gestellt (Singh et al., 2020). Während der Pandemie waren Kinder und Jugendliche mit verschiedenen belastenden Anpassungen in ihrem täglichen Leben konfrontiert, wie z.B. der Schließung von Schulen, dem Zwang, zu Hause bleiben zu müssen und der Wahrung sozialer Distanz (Ravens-Sieberer, Kaman, Erhart et al., 2021). In Deutschland konnten etwa 13 Millionen Schülerinnen und Schüler während der ersten Welle nicht zur Schule gehen (Ravens-Sieberer, Kaman, Otto et al., 2021), auch Spielplätze wurden geschlossen, so dass Kinder und Jugendliche weniger Möglichkeiten für soziale Aktivitäten und persönliche Kontakte mit Verwandten und Freunden hatten (Langmeyer et al., 2020). Soziale Deprivation hat vor allem in dieser sensiblen Phase der Entwicklung langfristige, schädliche, physische und psychische Folgen für Heranwachsende (Orben et al., 2020; Szentivanyi et al., 2021; Langmeyer et al., 2020). Fernunterricht will eine alternative Bildungsmethode bieten (Börnert-Ringleb, Casale & Hillenbrand, 2021). Manche Jugendliche können sich jedoch selbst nicht gut genug organisieren, noch sind sie in einem so gesunden emotionalen Zustand, dass sie sich auf das Fernlernen anhaltend konzentrieren können (Carter Jr, Rice, Yang & Jackson, 2020). Bei Schülerinnen und Schülern mit generellen Lernschwierigkeiten besteht die Gefahr, dass sie sich von den Bildungsangeboten abwenden, insbesondere vom Online-Lernen (Drane et al., 2020). In Deutschland

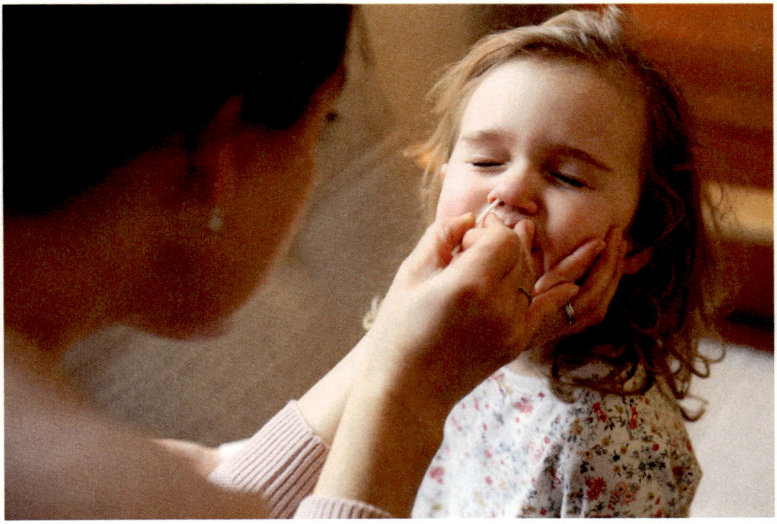

wurde während der Pandemie das Online-Lernen an Schulen mit unterschiedlichsten Schulformen eingeführt und eingefordert (Börnert-Ringleb et al., 2021).
Eine besondere Schulform basiert auf der Waldorfpädagogik. Deutschland hat mit 581 Waldorfkindergärten und 255 Waldorfschulen die meisten waldorfpädagogischen Bildungseinrichtungen weltweit (Paull & Hennig, 2020). Die Waldorfpädagogik legt Schwerpunkte u.a. auf eine Vermittlung von Lehrinhalten, bei denen künstlerische, z.T. handwerkliche, aber auch bewegungsdynamische (Eurythmie) Elemente integriert werden (Dahlin 2010) (Ashley, 2009, pp. 209-255).
Der Fokus der vorliegenden Studie lag auf Auswirkungen der dritten Welle der COVID-19-Pandemie auf die gesundheitsbezogene Lebensqualität (HRQoL) und das emotionale Wohlbefinden der Schülerinnen und Schüler an Waldorfschulen in Deutschland sowie auf der Frage, in welchen Lebensbereichen Eltern am meisten Unterstützung gewünscht haben. Die Ergebnisse der Querschnittsbefragung wurden mit denjenigen aus der sogenannten COPSY-Studie verglichen (Ravens-Sieberer, Kaman, Otto et al., 2021), bei der Schülerinnen und Schüler primär von Staatsschulen im Rahmen der ersten Pandemiewelle befragt wurden.

Methoden

Bei der Studie handelte es sich um eine anonyme Online-Querschnittserhebung, durchgeführt von der Freien Hochschule Stuttgart, dem ARCIM-Institute (Filderstadt), der Filderklinik, der Universität Tübingen, des Gemeinschaftskrankenhauses Herdecke und der Universität Witten-Herdecke. Zum Zeitpunkt der Umfrage befand sich Deutschland in einem Zustand eines abgeschwächten Lockdowns mit einer steigenden Zahl an Geimpften, so dass die Schulen nach einer siebenmonatigen Schließung allmählich wieder geöffnet wurden. An der Studie nahmen Eltern teil, deren Kinder zwischen 7 und 19 Jahre alt waren und eine Waldorfschule in Deutschland besuchten. Im „Schneeball-Verfahren" wurde der Link zur Umfrage an die Waldorfschulen geschickt, die die E-Mails an die Eltern weiterleiteten. Die Eltern wurden gebeten, den Fragebogen auszufüllen und den Fragebogen-Link an das eigene Kind / die eigenen Kinder weiterzuleiten.
Hatten die Eltern mehr als ein Kind an der Schule, wurden sie gebeten, den Fragebogen für jedes Kind auszufüllen. Die Online-Umfrage wurde in Deutsch, anonym mit LimeSurvey (Version 5.1.2) durchgeführt. In der Befragung wurden u.a. der KIDSCREEN-10 Fragebogen eingesetzt, des weiteren Fragen z.B. zur Nutzung moderner Medien, zur Zufriedenheit mit dem Schulunterricht, in welchem Bereich die Eltern Unterstützung im Umgang mit ihren Kindern benötigen und wie und von wem die Eltern die Hilfe bevorzugt erhalten möchten.

Ergebnisse

Die endgültige Stichprobe bestand aus 402 Eltern aus 10 verschiedenen Bundesländern, hauptsächlich aus Baden-Württemberg (52,5%), Bayern (18,7%) und Hessen (9,2%). Das Durchschnittsalter der Kinder betrug 11,7 ± 3,1 Jahre, 51% der Kinder waren weiblich, die Mehrheit hatte keinen Migrationshintergrund (93%). Die Eltern hatten ein Durchschnittsalter von 46,3 ± 6,7 Jahren und waren mehrheitlich verheiratet (75%), hatten einen höheren Bildungsabschluss (70%) und waren vollzeitbeschäftigt (36%).

Unterricht während der dritten Welle

Die Kinder erhielten die Schulaufgaben per E-Mail (61%), über digitale Plattformen (51%) oder als gedruckten Umschlag (36%). Wenn digitaler Fernunterricht angeboten wurde, fanden an 3,7 ± 1,6 Tagen pro Woche Telefon- oder Videokonferenzen statt, mit 2,9 ± 1,3 verschiedenen Konferenzen pro Tag und einer durchschnittlichen Konferenzdauer von 40,1 ± 18,0 Minuten. Während des Fernunterrichts verbrachten die Kinder durchschnittlich 2,9 ± 1,8 Stunden zu Hause mit Schularbeiten, davon 1,7 ± 2,2 Stunden vor einem Computer-/Tablet-/Smartphone-Bildschirm.

Gesundheitsverhalten

Der Medienkonsum stieg während der dritten Welle bei mehr als der Hälfte der Kinder (53%). Die Mehrheit (55%) verbrachte 1-3 Stunden pro Tag damit. Mehr als die Hälfte der Kinder (60%) betätigte sich an mehr als drei Tagen pro Woche mindestens 60 Minuten lang körperlich und konsumierte die gleiche Menge an Süßigkeiten wie vor der Pandemie. Fast die Hälfte der Eltern gab an, dass der Fernunterricht für ihr Kind eine leichte bis mittlere psychische Belastung darstellt (starke psychische Belastung: 26%; keine psychische Belastung: 21%).

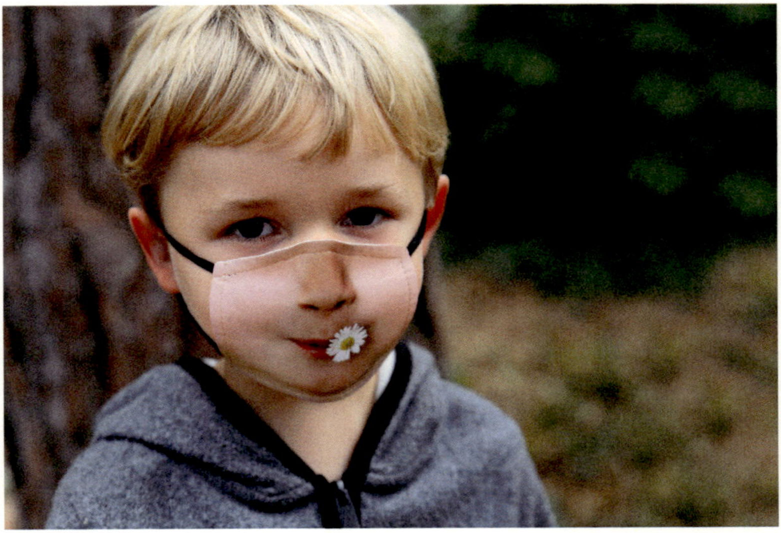

Gesundheitsbezogene Lebensqualität

Der mittlere globale HRQoL-Score für Kinder im Alter von 7 bis 19 Jahren (47,0 ± 11,3) war statistisch signifikant niedriger als der Referenzwert nationaler Normdaten des KIDSCREEN-10 und zeigte damit eine reduzierte Lebensqualität an. Er lag etwas höher als der HRQoL-Wert der Kinder der COPSY-Studie (M=46,6, SD 8,9) in der dritten Welle (Ravens-Sieberer, Kaman, et al., Daten noch unpubliziert).

Stresserfahrung

Insgesamt fühlten sich 80% der Eltern durch die Pandemie belastet (extrem belastend: 33%; sehr belastend: 24%; etwas belastend: 23%; kaum belastend: 15%; überhaupt nicht belastend: 4%; keine Antwort: 1%). Fast die Hälfte der Eltern (49%) gab an, mehr Konflikte mit ihren Kindern in Bezug auf Schularbeiten zu haben (wie üblich: 22%; seltener als üblich: 3%; überhaupt nicht: 24%; keine Antwort: 3%).

Unterstützungsbedarf

Fast zwei Drittel der Eltern gaben an, dass sie während der COVID-19-Pandemie Unterstützung im Umgang mit ihren Kindern benötigten (immer: 9%; eher oft: 14%; gelegentlich: 41%; nie: 27%; keine Antwort: 9%). In der ersten und dritten Welle waren die am häufigsten genannten Bereiche, in denen die Eltern der COPSY-Studie Unterstützung benötigten, der Umgang mit den schulischen Anforderungen des Kindes. Auf die Frage an die Eltern, wie oder von wem sie Unterstützung erhalten möchten, nannten sie am häufigsten Schule und Lehrer (66%), persönliche Treffen mit einem Experten (49%), Freunde und Familie (38%) und persönliche Unterstützung durch einen Experten per Telefon oder online (37%). Deutliche Unterschiede zeigten sich beim Unterstützungsbedarf bei den anderen Fragen, so z.B. beim „Umgang mit den Gefühlen und Stimmungen des Kindes“, beim „Umgang mit dem Verhalten des Kindes“ und besonders beim „Umgang mit den Beziehungen innerhalb der Familie“. Abbildung 1 zeigt den Unterstützungsbedarf von Eltern im Umgang mit ihren Kindern im Vergleich zu den Ergebnissen der COPSY-Studie aus der ersten Welle.

Unterstützungsbedarf der Eltern während der ersten und dritten Welle der Pandemie

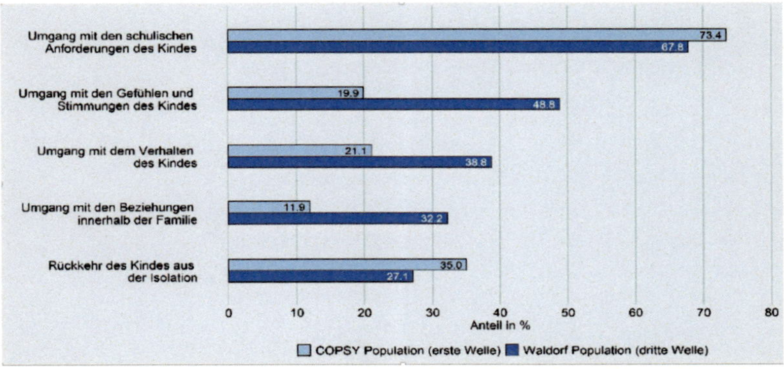

Abbildung 1: Unterstützungsbedarf von Eltern (dunkelblaue Balken: Waldorfeltern während der dritten Welle, hellblaue Balken: Elternantworten während der erste Welle (COPSY-Studie)).

Diskussion

Bei der Beurteilung der Ergebnisse sollten einige Einschränkungen bedacht werden. Zum einen besteht naturgemäß ein bestimmter Selektions-Bias, zum anderen handelt es sich bei den verglichenen Gruppen (erste und dritte Welle) um unterschiedliche Populationen. Unter Berücksichtigung dieser Einschränkungen gibt die durchgeführte Querschnittsbefragung Hinweise darauf, dass sich in der dritten Welle der COVID-19-Pandemie mehr als drei Viertel der an der Befragung teilgenommenen Waldorfeltern belastet fühlten. Die Lebensqualität der Schülerinnen und Schüler lag nach Auskunft der Eltern unter dem Normwert. Fast zwei Drittel der Eltern brauchten Unterstützung im Umgang mit ihren Kindern. Im Vergleich zu den Daten aus der ersten Welle der COVID-19-Pandemie (Ravens-Sieberer, Kaman, Otto et al., 2021) ist der Prozentsatz der Eltern an Waldorfschulen, die Unterstützung im Umgang mit den Gefühlen, Stimmungen und dem Verhalten ihrer Kinder sowie im Umgang mit den Beziehungen innerhalb der Familie benötigen, fast verdoppelt, z.T. sogar dreifach so hoch. Dieser Bedarf bestand trotz der Tatsache, dass der Unterricht im Klassenzimmer wieder die vorherrschende Unterrichtsform war und die Lebensqualität der Waldorfkinder im Vergleich zur der von Kindern, die in der ersten Welle beschrieben worden war, besser war. Das pädagogische Ziel sollte sich also im Rahmen zukünftiger Pandemien nicht nur auf die schulischen Anforderungen beschränken, sondern auch und möglicherweise besonders die Schulung der Eltern im Umgang mit den psychosozialen Anforderungen ihrer Kinder sein. Wie stark eine Schulung in diesen Bereichen auch noch im Aus- und Nachklang der COVID-Pandemie sein wird, wird sich in den kommenden Monaten, vielleicht auch noch Jahren zeigen.

Literatur:

M. Ashley (2009): Erziehung zur Freiheit: Das Ziel der Steiner/Waldorfschulen. In: P. Woods (Hrsg.): Alternative education for the 21st century (S. 209-255), New York

M. Börnert-Ringleb, G. Casale, C.Hillenbrand (2021): Was sagt die Nutzung digitalen Lernens durch Lehrkräfte in Deutschland voraus? Eine Untersuchung der Hindernisse und Bedingungen für digitales Lernen in der Sonderpädagogik. In: European Journal of Special Needs Education, 36(1), 80-97

R.A. Carter Jr., M. Rice, S. Yang, H.A. Jackson (2020): Selbstgesteuertes Lernen in Online-Lernumgebungen: Strategien für das Fernlernen. Informations- und Lernwissenschaften.

B. Dahlin (2010): Eine staatsunabhängige Erziehung zur Staatsbürgerschaft? Ein Vergleich von Überzeugungen und Werten in Bezug auf staatsbürgerliche und moralische Fragen unter Schülern in schwedischen Regelschulen und Steiner-Waldorfschulen. Zeitschrift für Überzeugungen und Werte, 31(2), 165-180

C. Drane, L. Vernon, S. O'Shea (2020): Die Auswirkungen des „Lernens zu Hause" auf die Bildungsergebnisse von gefährdeten Kindern in Australien während der COVID-19-Pandemie. Literaturübersicht, erstellt vom National Centre for Student Equity in Higher Education. Curtin Universität, Australien

A. Langmeyer, A. Guglhör-Rudan, T. Naab, M. Urlen, U. Winklhofer (2020): Kindsein in Zeiten von Corona. Erste Ergebnisse zum veränderten Alltag und zum Wohlbefinden von Kindern. Deutsches Jugendinstitut, München

A. Orben, L. Tomova, S.-J. Blakemore (2020): Die Auswirkungen sozialer Benachteiligung auf die Entwicklung und psychische Gesundheit von Jugendlichen. In: The Lancet Child & Adolescent Health, 4(8), 634-640

J. Paull, B. Hennig (2020): Rudolf Steiner Pädagogik und Waldorfschulen: Hundertjährige Weltkarten der globalen Verbreitung von „Die Schule der Zukunft". Journal of Social Sciences and Humanities, 6, 24-33

U. Ravens-Sieberer, A. Kaman, M. Erhart, J. Devine, R. Schlack, C. Otto (2021): Auswirkungen der COVID-19-Pandemie auf die Lebensqualität und psychische Gesundheit von Kindern und Jugendlichen in Deutschland. European child & adolescent psychiatry, 1-11

U. Ravens-Sieberer, A. Kaman, C. Otto, A. Adedeji, A.-K. Napp, M. Becker, H. Hölling (2021): Seelische Gesundheit und psychische Belastungen von Kindern und Jugendlichen in der ersten Welle der COVID-19-Pandemie-Ergebnisse der COPSY-Studie. Bundesgesundheitsblatt-Gesundheitsforschung-Gesundheitsschutz, 1-10

S. Singh, M.D. Roy, M.K. Sinha, M.S. Parveen, G. Sharma, G. Joshi (2020): Auswirkungen von COVID-19 und Lockdown auf die psychische Gesundheit von Kindern und Jugendlichen: Ein narrativer Überblick mit Empfehlungen. Psychiatry Research, 113429

D. Szentivanyi, L.O. Horvath, A. Kjeldsen, B.F. Farkas, G. Ferenczi-Dallos, J. Balazs, J. (2021): [Coronavirus-Pandemie – #STAYHOME: Wie halten Sie es aus? Fragen und Tipps für 11-18-Jährige, damit es besser wird]. Neuropsychopharmacol Hung, 23(1), 208-214

Zum Autor:
Dr. med. Jan Vagedes, M.A., ist Leitender Arzt in der Kinder- und Jugendmedizin an der Filderklinik, wissenschaftlicher Mitarbeiter der Universität Tübingen, Gründer und Wissenschaftlicher Leiter des ARCIM-Institute (www.arcim-institute.de)

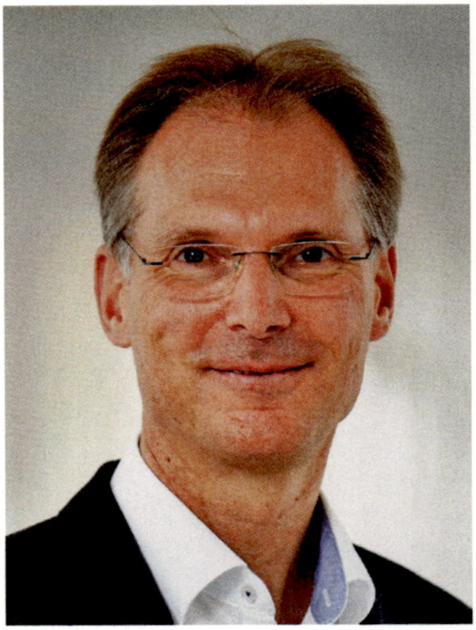

Foto: ARCIM-Institute

Der Leib als Ausgangspunkt

von Friedrich Edelhäuser

Pädagogik und Medizin bedürfen in der Zukunft eines intensiveren Zusammenwirkens in Forschung, Lehre und in der Entwicklung gemeinsamer Projekte, um den Anforderungen beider Disziplinen und der Kultur insgesamt an ein vertieftes Verständnis der menschlichen Wesenheit und ihrem Wirksamwerden in der Kultur Genüge leisten zu können.

Selbsterleben von Bewegung

Es ist uns eine so selbstverständliche Alltagserfahrung, dass „ich" meinen Leib bewege, dass wir diese Erfahrung mit einfachen, aber weitreichenden Worten konstatieren: „Ich bewege mich" oder „Ich bewege meinen Leib." Dies ist uns ein immer wiederkehrendes Selbstwirksamkeitserlebnis in unserem alltagsbezogenen Selbstverständnis und im Umgang mit unseren Handlungen, unserer Beziehung zur Leiblichkeit und zu den Dingen der Welt. Die Erfahrung der Selbstwirksamkeit erfolgt dabei über die Wahrnehmung unserer Umgebung und die Wahrnehmung der Stellung und Bewegung der eigenen Gliedmaßen und des Körpers im Raum, der sogenannten Propriozeption. Den Anstoß zur Eigenbewegung erfahren wir im Bewusstsein allenfalls in der Helligkeit des Traumbewusstseins, verbunden mit der tiefen Sicherheit, die Intention selber in die Umsetzung zu bringen, dass ich es selbst bin, der seinen Willen aktiviert. Das im wachen, klaren und hellen Bewusstsein auftauchende Erlebnis ergibt sich erst aus der Umsetzung dieser Willenstätigkeit in körperliche Handlungen. Die damit veränderte Wahrnehmung der Umgebung oder der eigenen Leiblichkeit erfahren wir dann in der Wahrnehmung, und zwar in der durch die eigene Intention unmittelbar veränderten Wahrnehmung. An dieser von der Eigenbewegung verursachten Wahrnehmungsänderung erfahren wir uns selbst. Dies gilt ebenso für das Denken: Auch beim Denken müssen wir zuerst

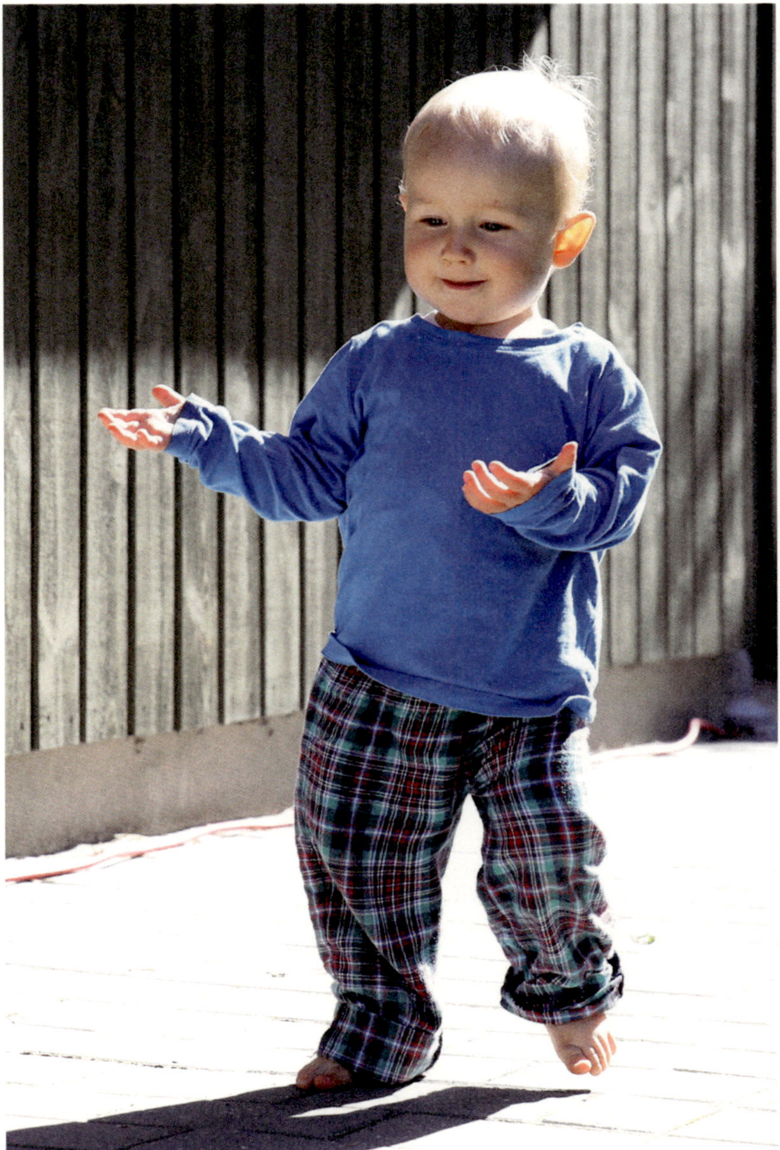

eigenintendiert mit dem Denken beginnen, gleichsam ins Dunkle hineingehen, um danach an dem Gedachten das Ergebnis unserer Tätigkeit wahrnehmend erfahren zu können. Rudolf Steiner formuliert in seiner „Philosophie der Freiheit" als Ergebnis einer auf das eigene Denken gerichteten Beobachtung: „Wir müssen resolut darauf los denken, um hinterher mittels der Beobachtung des Selbstgetanen zu seiner Erkenntnis zu kommen. Der Beobachtung des Denkens schaffen wir selbst erst ein Objekt (Steiner 2010, S. 27).

Ebenso verhält es sich mit Leibbewegungen.

Im krassen Gegensatz dazu steht, was wir in der Biologie, in der Psychologie und in der Medizin als Ergebnisse der naturwissenschaftlichen Forschung über unsere Leibbewegung lernen. Nervenimpulse steuern und veranlassen unsere Bewegungen. Sie gehen von motorischen und assoziativen Zentren im Gehirn aus. Folgt man den Analysen der gegenwärtigen modernen Biologie und Medizin, so sind es physikalisch-chemischen Gesetzen gehorchende molekulare Vorgänge, die unsere Muskelkontraktionen erzeugen. Motorische Zentren oder präfrontal vorgelagerte Areale koordinieren und steuern diese Nervenimpulse. Frontaler und limbischer Cortex generieren die für die Bewegung notwendige Motivation, um die Bewegungsvorstellungen zur Handlung werden zu lassen. In diesem von der Naturwissenschaft entworfenen Bild der realen Vorgänge, die unserer Bewegung zugrunde liegen, bleibt kein Platz für das unmittelbare und alltägliche Leiberleben und das am Leib erfahrene Bewegungserleben.

Werden diese beiden Positionen nicht erkennend in Übereinstimmung gebracht, so bleibt für das eigene Erleben ein ständiger Widerspruch und eine ständige Selbstaufhebung, eine Erkenntnisverunsicherung als notwendiges, zentrales Erlebnis des Heranwachsenden. Aus diesem Grundwiderspruch heraus motiviert sich die Aufforderung, ein gedanklich zusammenstimmendes Bild des Menschen und der Erfahrung seiner Selbst in der Welt zu entwickeln.

Zusammengehörend vorstellbar werden diese beiden Positionen – die der erlebten Leiblichkeit in der Ersten-Person-Perspektive und die der selbstvergessen-objektiv beschriebenen Weltverhältnisse in der Dritten-Person-Perspektive erst, indem man erkennt, dass viele der gegenwärtigen Begriffsbildungen in der Naturwissenschaft von einer „abstrakten" und so in der Realität nicht möglichen Beobachterposition aus generiert sind – von einem leib-fernen oder im Kern sogar leib-frei gedachten Bewusstsein.

Dieses Spannungsverhältnis von erlebter Leiblichkeit zu distanzierter und abstrakter Rationalität wird im Umschwung von der aristotelischen Bewegungslehre („jede Bewegung hat eine Ursache") zur Galileischen oder Newtonschen Bewegungskonzeption, im Übergang von der Renaissance in die beginnende Neuzeit historisch ansichtig: Die aristotelisch in der Selbstbewegung erfahrene Ursache der Veränderung wird bei Newton zur Konzeption der Bewegung als Zustand, deren Veränderung erklärungsbedürftig ist, nicht deren Vorhandensein.

Man muss aber die Erste-Person-Erfahrung, das „Ich bin" und das „Ich bewege", nicht verleugnen und darf den erlebten Leib als Ausgangspunkt jeder sinnlichen Welterfahrung ernst nehmen. Man kommt dann im ersten Schritt zu einer Wahrnehmungs- und Bewegungslehre, in deren Zentrum die erfahrene Selbstbewegung steht (Edelhäuser 2022; Lutzker et al. 2019, S. 48 ff.). Die damit beschreibbare, aber alltags- und lebensreale und wirklichkeitsbezogene Wahrnehmungswelt bildet

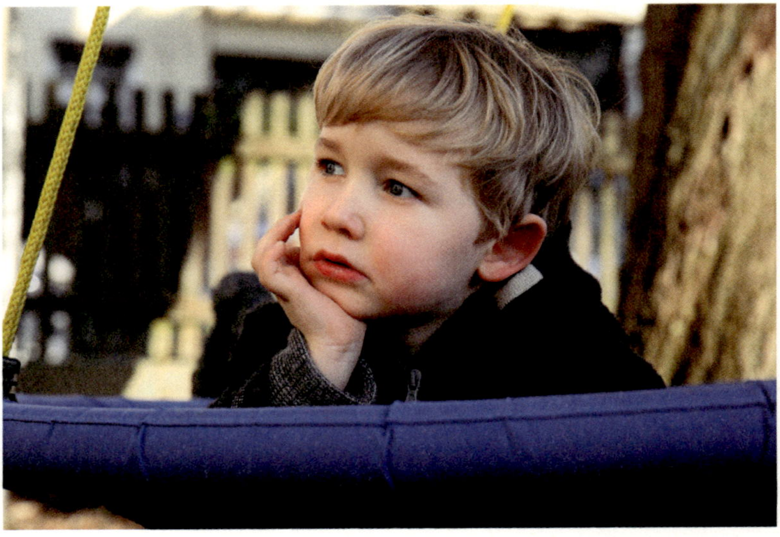

erst die Basis für die darauf aufbauende dingliche und verobjektivierende Weltbeschreibung in der Dritten-Person-Perspektive der objektiven Wissenschaft. Die rein objektive Weltbeschreibung in der Dritten Person erscheint dann als mögliche, aber maximale Abstraktion aus dieser genuinen und konstituierenden Welterfahrung der erlebten Leiblichkeit. Trägt man diese begriffliche Anstrengung durch, wird deutlich, wie die erlebte Leiblichkeit Grundlage biographisch und kulturgeschichtlich später auftretender abstrakter Begrifflichkeit wird.

Die in vielfacher willentlicher Wiederholung in der frühen Kindheit erlernte und nur durch ständige Anstrengung im späteren Leben realisierte Aufrechte, die physikalisch ein labiles Gleichgewicht darstellt, das ständiger Erzeugung bedarf, bildet die Grundlage unseres Urteilsvermögens, unseres Empfindens, ob ein Bild gerade, ob Weltverhältnisse im Lot, ob ein Urteil gerecht, ob eine Zuteilung angemessen ist und letztlich, ob das „=" (ist gleich)-Zeichen zwischen zwei Gleichungsanteilen sachgemäß verwendet wird. Dies beschreibt in wunderbarer Weise Victor Smetacek (2002) in einem Nature-Essay-Paper. In einem zweiten Anlauf führt er diesen Gedanken mit Franz Mechsner weiter, indem die auf der Erfahrung bewegter Leiblichkeit beruhende Propriozeption als Grundlage unserer physikalischen Begriffsbildung der Mechanik dargestellt wird (Smetacek, Mechsner 2004). Gewicht, spezifisches Gewicht, Bewegung, Beschleunigung und Raumformen werden erst leiblich erfahren und dann im Bewusstsein gedacht. Damit sind sie ganz nah bei den von Rudolf Steiner in der „Allgemeinen Menschenkunde" 1919 (Steiner 2010) beschriebenen Verhältnissen des Seelischen zur Leiblichkeit, in dem tief im Unterbewussten die geometrischen Formen, z.B. eines Dreiecks, eines Vierecks oder deren Verwandlungen, leiblich vollzogen werden, bevor sie später im abstrakten Bewusstsein gedacht und dann in unterschiedlichster Weise vorgestellt, konstruiert und im geometrischen Verhältnis behandelt werden können.

Dieser Verwandlungsprozess vom zunächst in der Bewegung ergriffenen Leib zum auf dieser primären Leiberfahrung aufruhenden, zunehmend abstrahierenden Bewusstsein bedarf einer pädagogisch gekonnten schrittweisen und entwicklungsgerechten Umsetzung – aber auch einer gedanklichen Durchdringung und eines theoretischen Verständnisses.

Hier begegnen sich Pädagogik und Medizin. Aus diesem Verständnis wird dann auch unmittelbar deutlich, dass Bewegung – neben der Ernährung – einen zentralen Faktor in einer präventiven und kurativen Medizin darstellt. Hier bedarf die Medizin dann der Pädagogik, um in all den modernen Zivilisationserkrankungen, deren eine Komponente oft wesentlich ein Bewegungsmangel ist, zu von der Person induzierten und gewollten, zu selbstgesteuerten und selbstwirksamen Verhaltensänderungen zu kommen.

Wir wünschen dem am 1. Juni 2022 mit einem Festakt gegründeten Institut für Pädagogik und Medizin eine kraftvolle Wirkung in beiden Bereichen, für eine ganz am Maß des Menschen orientierte Weiterentwicklung unserer Kultur und kraftvolle Beiträge für die Zukunft!

Literatur:

F. Edelhäuser (2022): Wahrnehmen und Bewegen, Stuttgart

F. Edelhäuser (2019): Die menschliche Bewegung. In: P. Lutzker, T. Zdražil: Zugänge zur Allgemeinen Menschenkunde Rudolf Steiners, Stuttgart

V. Smetacek (2002): Balance – Mind-grasping gravity? Nature 415(6871): 481

V. Smetacek, F. Mechsner (2004): Making sense. Nature 432(7013):21

R. Steiner (2010): Die Philosophie der Freiheit. Grundzüge einer modernen Weltanschauung, GA 4, Dornach

R. Steiner (2010): Allgemeine Menschenkunde als Grundlage der Pädagogik, Dornach

Zum Autor:

Dr. Friedrich Edelhäuser ist Professor für Aus-, Fort- und Weiterbildung in der Anthroposophischen Medizin an Universität Witten/Herdecke und leitet dort mit Kollegen das Integrierte Begleitstudium Anthroposophische Medizin

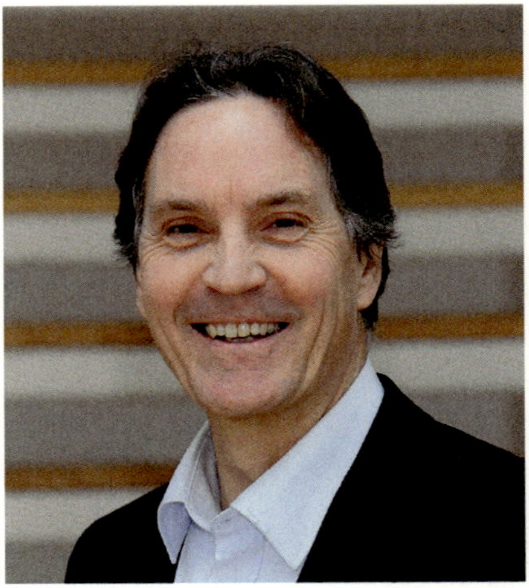

Foto: UWH

Was heilt im Sozialen?

von Mathias Maurer

Kranke Welt

Die aktuelle Lage zeigt: Die Welt ist voller Konflikte. Bis heute ist es nicht gelungen, Kriege aus der Welt zu schaffen. Das Conflict Barometer des Heidelberger Instituts für Internationale Konfliktforschung (HIIK) listet allein für das Jahr 2020 359 Konflikte weltweit auf. In Deutschland beherrscht der Topos „soziale Unsicherheit" (Lebenshaltung/Bildung/Verschuldung) nach „Umwelt/Klima" die vorderen Plätze des Sorgenregisters der Befragten (statista 2021). Knapp 39 Prozent der Ehen scheitern, die Hälfte davon mit minderjährigen Kindern. Etwa zwei Drittel der deutschen Bevölkerung steht regelmäßig mit jemanden im Konflikt (myMarktforschung 2017). Die Zahl der häuslichen Gewalt ist um sechs Prozent gestiegen (Welt, 8.5.2021), die der Kindeswohlgefährdung um neun Prozent (destatis 2021). Bei Kindern ist laut einer Studie des Essener Universitätsklinikums die Anzahl der Selbsttötungsversuche um 400 Prozent in die Höhe geschnellt (Spiegel, 12.01.22). Wir sind also – vermutlich auch durch die weltweite Corona-Krise, die die sozialen Unterschiede verschärft hat –, weit davon entfernt von einer friedlichen, sozial intakten Welt sprechen zu können, vielmehr von einer kranken. Dennoch wird in diesem Zusammenhang selten von „Heilung" gesprochen.

Heilende Impulse

Rudolf Steiner hat eine Fülle von Anregungen gegeben, wie wir als Menschen sozial heilsam wirken können – im Verhältnis von Mensch zu Mensch und im Verhältnis von Individuum und Gemeinschaft. Er stellte konkrete Anregungen zur Verfügung für die Gestaltung des Verhältnisses von Lehrern zu Schülern, Lehrern zu Eltern, Lehrern zu Lehrern, für die Art und Gestaltung der Verfassung und Verwaltung einer Schule, ja, einer ganzen Gesellschaft (Soziale Dreigliederung) und schließlich

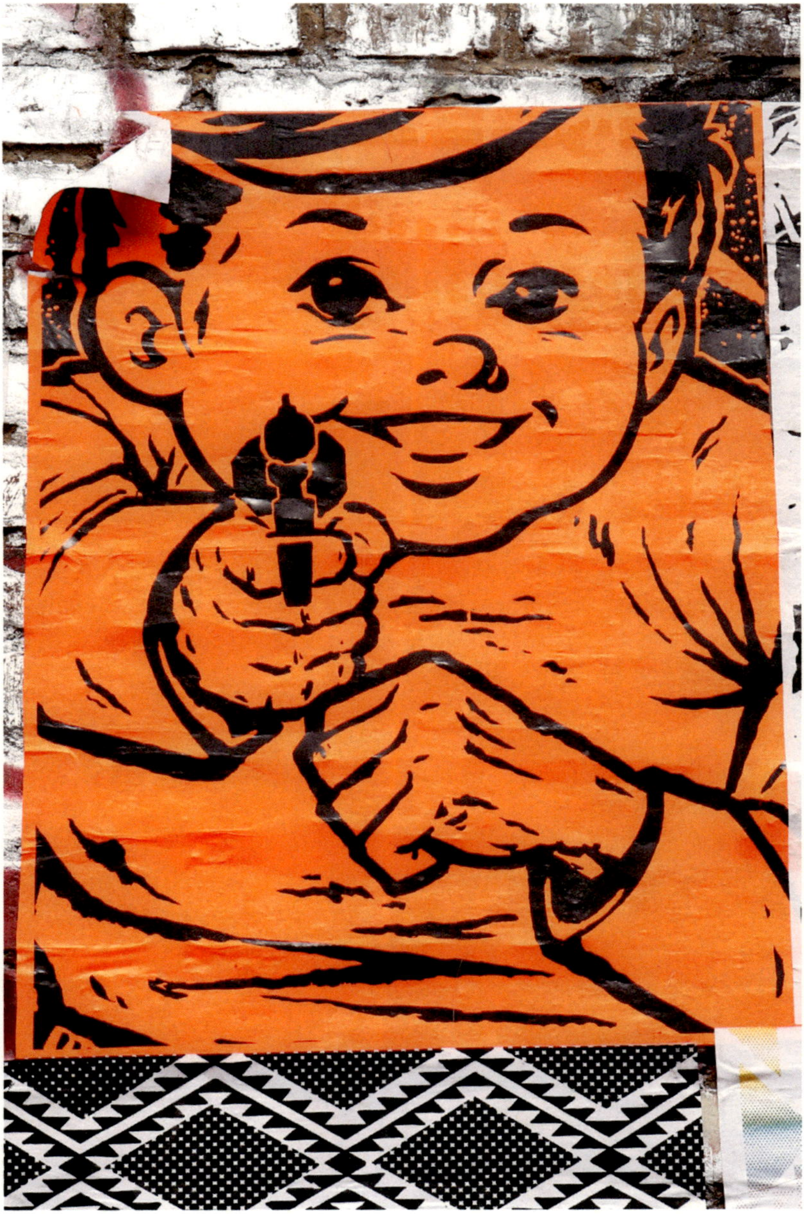

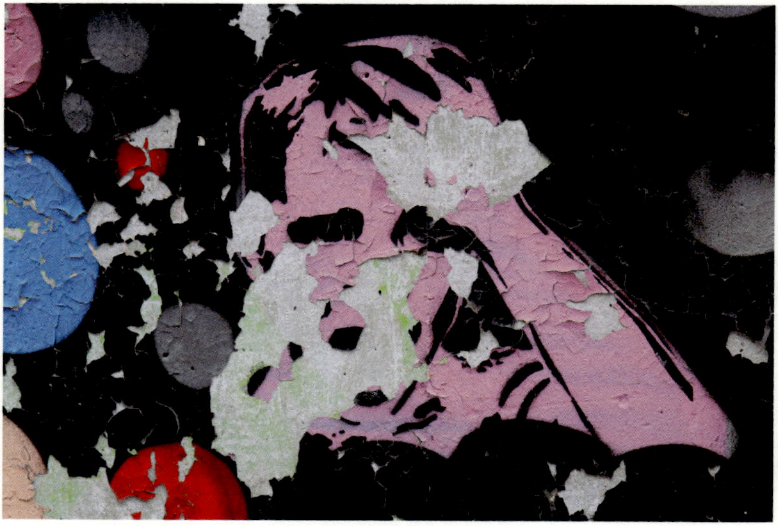

auch für das Verhältnis des einzelnen Menschen zu sich selbst. Dabei kommt es ihm nicht primär auf die äußeren Formen an, sondern auf die innere Haltung des Menschen, wie er sich mit allen seinen Fähigkeiten und Tätigkeiten zur Welt stellt.
So entwickelte er aus der Anthroposophie heraus einen Schulungsweg für den sich selbst erziehenden Erwachsenen, aus der Menschenkunde eine Pädagogik für das heranwachsende Kind, eine republikanisch-kollegiale Unternehmenskultur und eine aus den menschlichen Bedürfnissen organisch entwickelte gesellschaftliche Ordnung.
Seine Ideen entwickelte er nie modellhaft oder abstrakt, sondern an vielen konkreten Beispielen und praxisorientiert. Sie zielen in allen behandelten Gebieten, sei es der Landwirtschaft, der Medizin, der Pädagogik, auf Heilung. Dies gilt auch für das soziale und gesellschaftliche Leben.

Was ist Gesundheit?

Gesundheit ist nichts Statisches, sondern bildet sich fortwährend neu in der Begegnung auf- und abbauender Kräfte zwischen Bewusstsein und lebendigem Organismus. Nimmt das eine Überhand, kommt es zu entzündlichen Auflösungserscheinungen, überwiegt das andere, kommt

es zu Verhärtungen und Sklerotisierungen – in allen lebendigen Organismen, im Menschen, wie auch im Sozialen. Gesundheit wird als ein dynamisches Geschehen aufgefasst, das elastisch ausgleichend und ausbalancierend die Gesundheit eines Organismus ausmacht. Gesundheit beschränkt sich in diesem Geschehen nicht nur auf körperliche oder sinnlich wahrnehmbare Prozesse, sondern schließt – nach ganzheitlichem Verständnis – das geistig-seelische Wesen des Menschen wie auch der Gemeinschaft mit ein. Gesundheit bzw. ihre Abwesenheit in Form von Krankheit stellt sich als ein höchst komplexes, vielschichtiges, wechsel- und gegenläufiges Ineinandergreifen von physischen, seelischen und geistigen Prozessen dar.
Im Folgenden soll von zwei Seiten aus das Verhältnis von Individuum und Gemeinschaft mit durchaus aktuellem Bezug beleuchtet werden.

Zu viel Schlaf ist ungesund

In dem Vortrag „Die Hygiene als soziale Frage" vom 7. April 1920 fragt Rudolf Steiner, wie sich die „Anweisungen" zum Hygienischen und zur Gesundheitspflege als öffentliche Angelegenheiten in das soziale Leben stellen: „Sie stellen sich so hinein, daß einzelne Reden über eine richtige Gesundheitspflege veröffentlicht werden als das Ergebnis ärztlicher, physiologischer, medizinischer Wissenschaft, wobei gewissermaßen das Vertrauen, das man zu einem Fach hat, dessen innere Wesenheit man nicht zu prüfen in der Lage ist, die Grundlage bilden soll für die Annahme solcher Regeln. Rein auf Autorität hin können weiteste Kreise, die es doch angeht – denn es geht alle Menschen an –, das annehmen, was gewissermaßen aus den Studierkammern und Untersuchungszimmern, den Untersuchungslaboratorien des Mediziners über Hygiene an die Öffentlichkeit tritt" (Steiner 2005, S. 164). Dieser „reine Autoritätsglauben" trete mit der „Sehnsucht nach demokratischer Ordnung" jedes „mündig gewordenen Menschen" in ein paradoxes Verhältnis. Denn diese „Angelegenheiten" würden von einer „materialistischen Denkweise" eines Spezialistentums bestimmt, ohne zu bemerken, dass man bei dem „Studium" der „materiellen Vorgänge nur die äußere Erscheinung (...) von in ihnen wirksamen geistigen Kräften" beschreibt (ebd., S. 169), „daß dieser Leib mit seinen materiellen Prozessen ein Geschöpf des Seelischen ist" bis in die „Substantiierung des menschlichen Leibes" hinein (ebd., S. 170). Es handele sich um eine „konkrete Einheit des Geistig-Seelischen mit dem Physisch-Leiblichen".

Was folgt daraus für die Gesundheitsfrage in sozialer Hinsicht? – Das „hingebungsvolle Erkennen", das „teilnahmsvolle Verständnis" der physisch-seelisch-geistigen und der geistig-seelisch-physischen Wirkungszusammenhänge führt den „Pfleger der Kunde vom gesunden und kranken Menschen (...) an alles dasjenige heran, was unser Mitmensch an Freude hat durch seine gesunde, normale Lebensart oder an Schmerzen und Leiden". Dadurch würden die Erkenntnisformen der Experten durch die Geisteswissenschaft für das gesunde und kranke Menschenwesen dem menschlichen Bewusstsein auch dem Laien zugänglich. Wie anders würde dann der Mensch im sozialen Leben stehen, besonders auf dem Gebiet der Erziehung und des Unterrichts, und Verständnis für die besondere Individualität und seiner Entwicklungsbedürfnisse entwickeln (ebd., S. 177). Dafür werde es zukünftig notwendig, dass das Spezialisierte wieder in einen Gesamtzusammenhang geführt wird, um zu erkennen, welche eminent wichtige Bedeutung zum Beispiel das richtige Atmen lernen der Kinder für die soziale Gesundheit hat (ebd., S. 185). Notwendig ist – so Steiner – „eine pädagogische Kunst, die in allen ihren Maßnahmen in hygienisch richtiger Weise erzieht und unterrichtet. Das ist dasjenige, was die Hygiene zu einer sozialen Frage macht, denn die soziale Frage ist im wesentlichen eine Erziehungsfrage, und die Erziehungsfrage ist im wesentlichen eine medizinische Frage (...), die geisteswissenschaftlich befruchtet ist" (ebd., S. 186). Steiner meint damit allerdings nicht eine Geisteswissenschaft, die mit der gleichen Denkweise arbeitet wie die materialistisch-naturwissenschaftliche und die „sinnlich beobachtbaren Erfahrungserkenntnisse intellektualistisch" ausdeutet, denn eine solche bliebe in umfassendem Sinne nur an der Oberfläche des Menschen. Die aus dem Intellektualismus hervortretenden Begriffe seien viel zu schwach, um in den Menschen bis in seine „Organologie" gesundend einzugreifen. Dagegen seien die wahren geisteswissenschaftlichen Begriffe nicht nur aus dem Kopf, sondern in erweiterter Erkenntnisart aus dem ganzen Menschen geholt. Geisteswissenschaftliche Begriffe bilden sich aus der ganzen Kraft des Men-

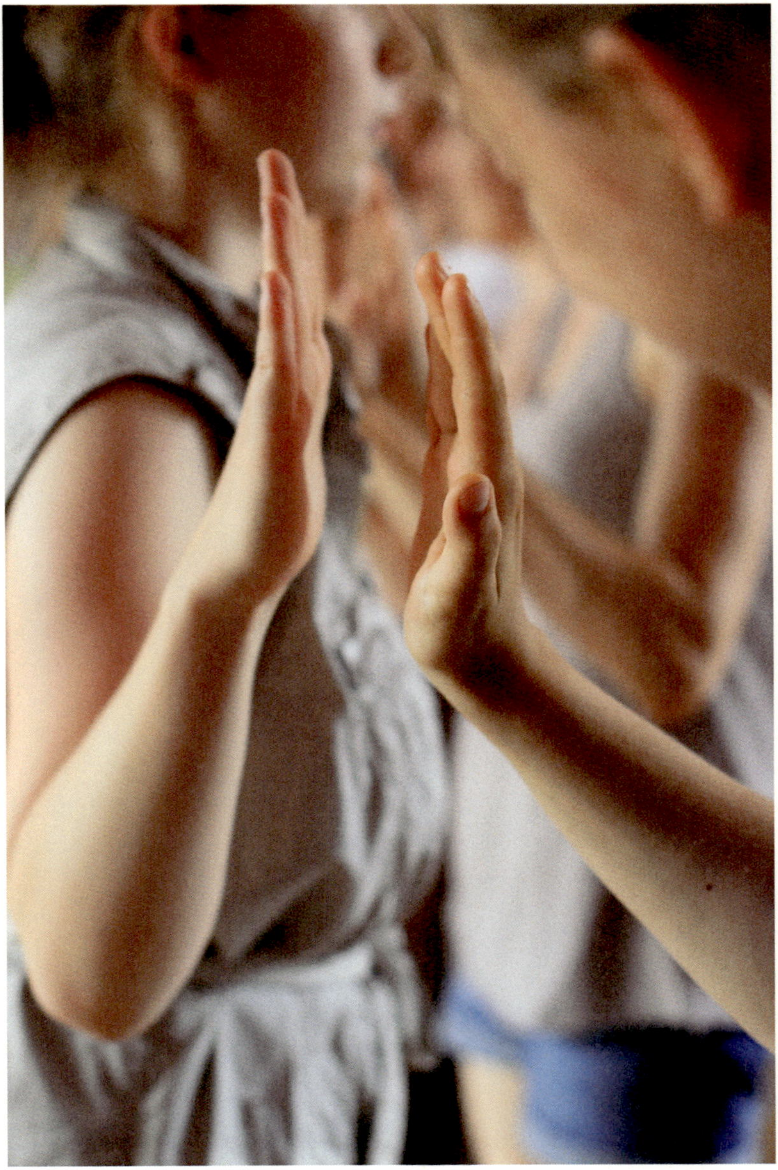

schen, das heißt aus dem Einklang all seiner Seelentätigkeiten (Denken, Fühlen und Wollen). Wenn sein Denken nur noch „Erlebnis des Kopfes" wird, ohne dass sein „Eigenherzerleben" (Fühlen) und sein eigenes Willensleben Anschluss an dieses Denken findet, verfalle der Mensch in einen „geistigen Automatismus", der das Wesenhafte aus den Augen verliert (Steiner 1982, S. 117).

So wie in Bezug auf das „richtige Atmen" lernen, spricht Steiner auch vom (individuell) richtigen Maß zwischen Schlafen und Wachen und seiner Bedeutung für epidemische Krankheitsverläufe. Diesen scheinbar fernliegenden Zusammenhang macht Steiner an einem Beispiel deutlich: Allgemein sagt man, dass der Mensch sieben Stunden Schlaf brauche – eine „Vorschrift", die die „intimsten Gewohnheiten" des Menschen berührt. Eine Grippewelle tritt auf, es werden hygienische Maßnahmen ergriffen, die das soziale Leben verändern. Die beste Maßnahme aber sei, dass die Menschen nicht so lange das Wachleben unterbrechen sollten, da im Schlaf der menschliche Organismus Prozesse bereite, die ihn für epidemische Krankheiten prädisponierten.

Legt man diese geisteswissenschaftlich-menschenkundlich begründete Behauptung nicht umgehend kopfschüttelnd ad acta, könnte sie einen Forschungsauftrag darstellen, der aktueller nicht formuliert werden könnte.

Zentrum und Umkreis

Am 5. November 1920 widmete Rudolf Steiner der Bildhauerin Edith Maryon folgenden Spruch:

Heilsam ist nur, wenn
Im Spiegel der Menschenseele
Sich bildet die ganze Gemeinschaft
Und in der Gemeinschaft
Lebet der Einzelseele Kraft.

Dieses sogenannte „Motto der Sozialethik" beginnt mit „Heilsam ..." und verweist damit auf die Aspekte des Gesunden und Kranken. Dem bedingenden „nur" folgt eine Wechselbeziehung zwischen Einzelseele

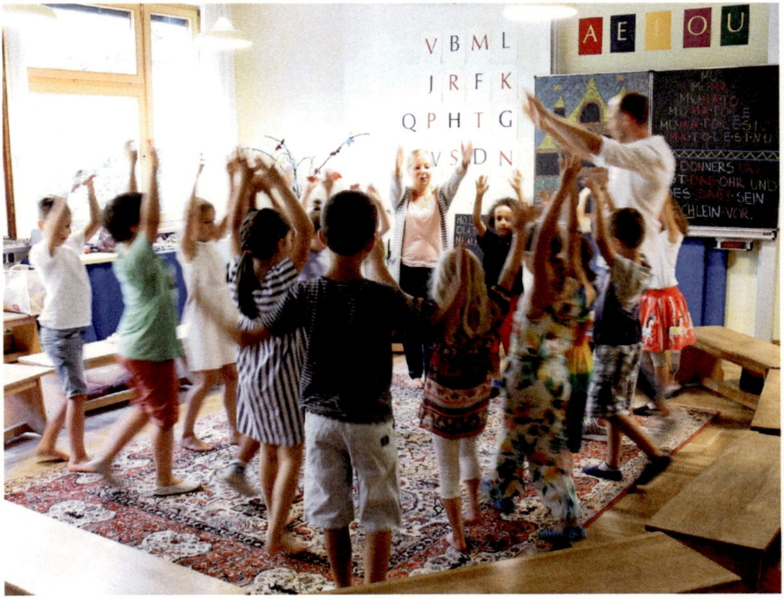

und Gemeinschaft. Als „Spiegel“ (Bewusstsein/Erkenntnis), also als begriffliche Vorstellung, tritt das Soziale in unser Bewusstsein und lässt uns dem Sozialen gegenübertreten, ja überhaupt als etwas von Menschen zu Gestaltendes – nicht nur als unumstößlich Gegebenes – erleben.
In diesem „Spiegel“ hat sich die ganze Gemeinschaft zu bilden. Das heißt: Um im Sozialen als Individuum heilsam handlungsfähig zu werden, muss sich erst das (ideelle) Gesamt der Gemeinschaft gebildet haben: Die Geste des individuellen Bewusstseinszugriffs weitet sich zum Peripheriebewusstsein für den sozialen Organismus. Von dort aus verdichtet sie sich wieder im individuellen Willensimpuls, jedoch das Leben der Gemeinschaft in sich tragend, in gleichem Maße wie die Gemeinschaft die Kraft der Einzelseele in sich aufgenommen hat. Das heißt: Wenn in einer Gemeinschaft die Interessen einer Einrichtung über der freien Entfaltung der Bedürfnisse und Kräfte des Einzelnen steht, wirkt sie kränkend auf die Gemeinschaftsbildung. Dagegen heilsam, wenn sie aus den Impulsen der Individuen, aus der „Einzelseele Kraft“ lebt (Rösch 2004), die das Gesamtbild der Gemeinschaft in

sich trägt. Es stellt sich das Bild eines rhythmischen, ausgleichenden Geschehens zwischen einem Zentrum (Individuum) und einem Umkreis (Gemeinschaft) ein. Heilsam kann es sich nur vollziehen, wenn die Gemeinschaft individuelle Impulse nicht unterdrückt. Damit wird als Quelle des sozialen Lebens nie ein von außen in den Menschen eingepflanzter, sondern aus seinem eigenen Wesen heraus entwickelter Impuls, heilsam wirken können.

Literatur:

R. Steiner (2005): Fachwissenschaften und Anthroposophie (GA 73a), Dornach

R. Steiner (1982): Anthroposophische Leitsätze (GA 26), Dornach

U. Rösch (2004): Betrachtung bei der Mitarbeiterversammlung am 14.12.2004 am Goetheanum.http://www.sozialimpuls.info/Assets/PDF_Dateien/Roesch-Heilsam.pdf

Zum Autor:
Mathias Maurer arbeitet für das von Tessin-Zentrum für Gesundheit und Pädagogik in Stuttgart. Er war leitender Redakteur der Zeitschrift Erziehungskunst von 1988 – 2021.

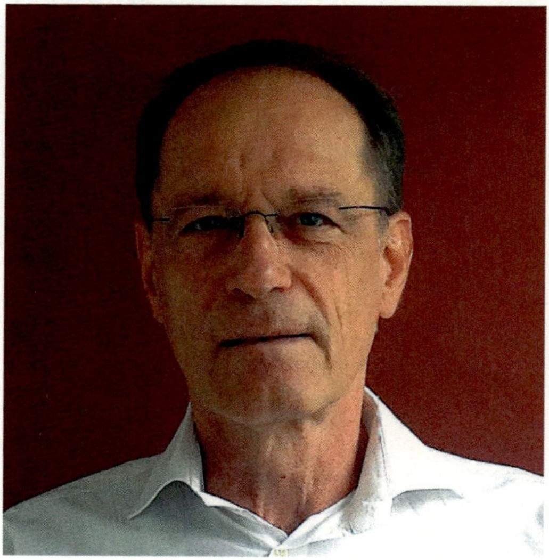

Foto: privat